認知症にならない！

ボケる食 ボケない食

脳を一気に若返らせる100のコツ

白澤卓二

PHP文庫

○本表紙図柄＝ロゼッタ・ストーン（大英博物館蔵）
○本表紙デザイン＋紋章＝上田晃郷

はじめに

2019年の日本人の平均寿命は、女性が87・45歳、男性が81・41歳で、ともに過去最高を更新しました。平均でこの数字ですから、人生100年時代が到来したと言っても過言ではありません。

100年生きるとして、どう生きるかがとても重要です。先ほどの平均寿命に対して、5年に1回発表される、心身ともに自立して健康的に生活できる「健康寿命」は女性が74・79歳、男性が72・14歳で（2015年のデータ）、9〜12年の差があります。この間は寝たきりになるということですから、QOL（クオリティ・オブ・ライフ／生活の質）が、ガクッと下がることになります。

寝たきりの期間をできるだけ短くして、**心身ともに健康で長生きするためには認知症対策が必須です。**

寝たきりの大きな要因となる認知症は、超高齢社会を迎えると同時に急増し、現在も増え続けています。2013年に筑波大学が発表したデータによると、日本の認知症患者数は462万人を超えており、2025年には約700万人にまで増え、日本人の5人に1人が認知症になると言われています。

認知症はいまだに効果的な薬が開発されていません。一般的には認知症は予防できない、いったんなったら治らないと思われていますが、最新の研究で、**これまでの認知症治療の常識が大きく変わってきました。**

その最たるものが、認知症予防に対する考え方です。

認知症は70~80代で発症することが多いため、高齢者の病気というイメージがありました。ところが、認知症の約7割を占めるアルツハイマー病では、**働き盛りの40代からジワジワと進行**していて、70~80代で症状が出たときには、すでに手遅れであることが明らかになったのです。

若い世代でも〝明日は我が身〟という危機感を持ち、早いうちから予防を心がけることがとても重要であることを指摘する専門家が増えてきました。

予防のために気をつけることは、食事や運動や睡眠、つまり毎日の生活習慣です。認知症には遺伝的素因も関係していますが、毎日どんなものを食べて、どんな生活を送っているかでリスクが大きく変わる**生活習慣病**であることが、ようやく一般にも知られ始めています。

生活習慣のなかでも食事の影響が特に大きいと私は考えています。

しかも、認知症を引き起こす要因となるのは、朝食のパン、ハンバーガーといったファストフード、ラーメンやチャーハンのような炭水化物過多な食事、甘いお菓子やジャンクフードなど、ふだん、私たちが口にする機会が多い食べ物ばかりです。これらは認知症のリスクを確実に高めます。

こうした食事が習慣になっている人は、若くても認知症まっしぐら。いますぐこの本を読んで食習慣を改めていただきたいです。

そして、**脳を若返らせる食べ方や食べ物はたくさんあります。**

本書では、私がこれまでに読んだ数々の論文のなかから、新しく、興味深いものをピックアップして「ボケ予防のために、何を、どう食べればいいのか」をわかりやすくまとめました。

すべてを実践する必要はありませんが、興味が湧《わ》いたものから**1日でも早く、ひとつでも多く試してみてください。**

明らかな症状が出たときには手遅れとも言われる認知症。「ボケてきたかも？」「認知症かも？」と不安になっている人でも改善する可能性があります。

私は、現在、お茶の水健康長寿クリニックで独自の「解毒・脳神経治療」（自費診療）を行っていますが、症状が改善する患者さんを数多く目にして、その効果を実感しています。**認知症は予防できる、治る時代がやってきた**と言っても過言ではない、そう感じています。

本書が一人でも多くの方の一助となることを願っています。

お茶の水健康長寿クリニック院長　白澤卓二

ボケる食 ボケない食
目次

Step 1

老ける・若返る脳を決める！〝健康長寿〟な食べ方

ボケない食べ方30

Step 2

脳と体を元気にする〝健康長寿〟な食べ物

ボケない食べ物35

Step 3 脳にダメージを与える食べ物を避けよう！

ボケる食べ物 20

編集協力　大政智子
本文図版　桜井勝志

プロローグ

認知症は〝治る・防ぐ〟時代になってきた！

認知症は防げるようになった

――毎日の生活がボケない脳をつくる

加齢とともに、誰でも認知機能は衰《おとろ》えていきます。記憶力は低下し、もの忘れがひどくなり、うっかりミスが出てくるでしょう。回数が増えてくると「もしかして、認知症かも？」と心配になるかもしれません。ある程度は仕方のないことですが、**脳が老化するスピードや程度は人によって異なります。**

60代から日常生活に支障をきたすほど認知機能が低下している人もいれば、80代になっても心身ともに元気で、家事や庭仕事、旅行などアクティブに楽しんでいる人もいます。ボケる脳まっしぐらなのか、ボケない脳をずっと維持できるのか……、この差はいったいどこにあるのでしょうか？

その違いは特別なことではありません。どんなものを食べているか、どんな生活を送っているか、ストレスや睡眠時間といった、毎日の生活習慣しだいということがわかってきました。そして、生活習慣のなかでも、**特に影響が大きいのが**

「どんなものをどう食べているか」――つまり「食生活」です。

私たちの体は毎日食べるものからできていますし、体を動かしたりものを考えたりするためのエネルギーも食事で摂取する栄養からつくられています。

飽食の時代と呼ばれるいま、どちらかと言えば食べ過ぎのイメージがある現代人ですが、1日3回食事を摂っていても、栄養バランスが偏《かたよ》っていて、良質なタンパク質や脂質、ビタミン、ミネラル、食物繊維など、脳を若々しく維持するために必要な栄養素が不足している人もいます。いえ、むしろ間違った食生活を送っている人のほうが多いように感じています。

朝食をパンとコーヒーですませ、昼食はうどんとおにぎりのセット、夕食はラーメンとチャーハンといった食事を摂っていませんか？　これらは働き盛りの年代にありがちな食事の代表例です。安上がりで腹持ちがいいメニューではありますが、現代の日本人が特に陥《おちい》りやすい、**ごはんやパン、めんなど糖質過剰でタンパク質が不足した食事**です。こうした食事を続けている人は、**脳の老化が加速度的に進んでいる**と言えます。

認知症はいきなり発症しない
――40代からダメージがジワジワと蓄積

認知症と聞くと70～80代で発症することが多いので、高齢者の病気というイメージがありますが、認知機能はいきなり低下するわけではありません。

認知症の約7割を占めるアルツハイマー病は、実のところ**40代からジワジワと密《ひそ》かに進行しています。**脳は中年期から徐々にダメージを受けているのです。

これまで、もの忘れやうっかりミスなどは認知症ではないので心配しなくていいと言われてきましたが、これらは「脳のダメージが大きいですよ」「このままいくと認知機能がどんどん低下しますよ」という、脳からのSOSサイン。そのまま放置していると認知症まっしぐらです。

私たちの体には、ダメージを受けた細胞を修復してメンテナンスする力が備わっていますが、40代を過ぎるとその力は徐々に弱まっていきます。そこに、**乱れた食生活や過度なストレス、睡眠不足などが続いて脳に大きなダメージが加わる**

と、修復機能ではカバーしきれなくなって認知機能が低下していきます。

アルツハイマー病の要因はアミロイドβ《ベータ》というタンパクの異常な蓄積と言われています。実のところ、このアミロイドβは単なる悪者ではなく、脳がダメージを受けたときに脳を守るためにつくられていることがわかってきました。脳へのダメージが大きすぎたり、修復が間に合わなかったりすると、アミロイドβが過剰に蓄積して神経細胞が破壊され、認知機能が低下してしまうのです。

アミロイドβは20~30年という長い年月をかけて徐々にたまっていき、脳にダメージを与えます。逆に言えば、**生活習慣を見直してアミロイドβがたまらない**

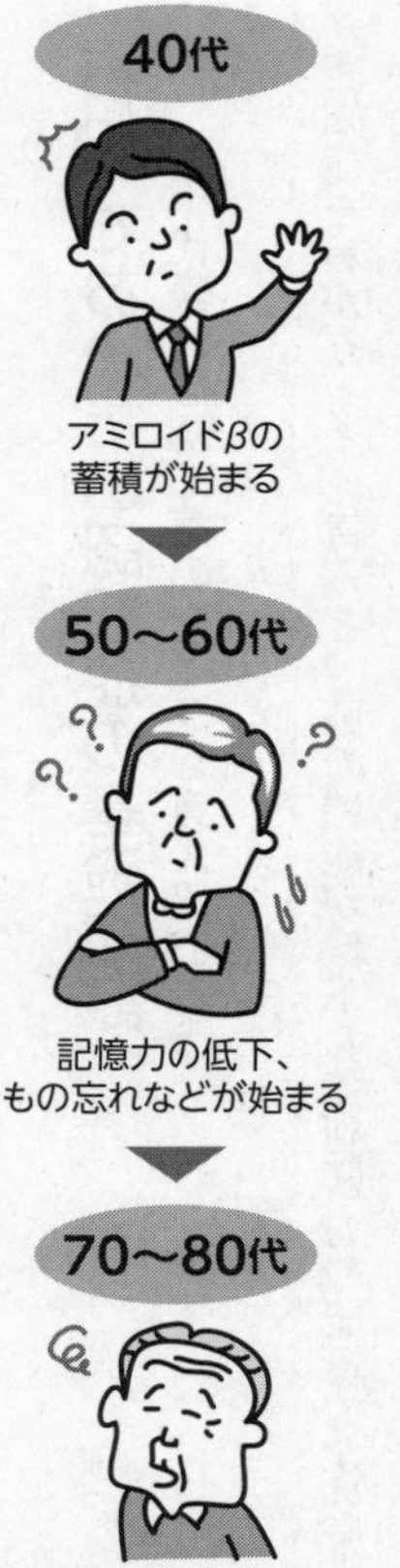
40代
アミロイドβの
蓄積が始まる
50~60代
記憶力の低下、
もの忘れなどが始まる
70~80代
認知機能がかなり低下して、
日常生活に支障をきたす

ようにすれば、認知機能の低下が予防できます。

知っておきたい認知症の基礎知識
——代表的な認知症のタイプを覚えておこう

認知症をわかりやすく言うと、脳の機能が低下して判断力や記憶力が低下し、日常生活に支障をきたした状態のことです。

アルツハイマー病（アルツハイマー型認知症）、脳血管性認知症、レビー小体型認知症、前頭側頭葉《ぜんとうそくとうよう》変性症、正常圧水頭症など、さまざまな要因で発症します。

次ページのグラフからわかるように、アルツハイマー病と脳血管性認知症を合わせると90％近くになります。脳血管性認知症はアルツハイマー病を併発しているケースが多いため、**認知症の大部分を占めているのはアルツハイマー病**ということになります。

アルツハイマー病は遺伝的素因も影響していますが、最新の研究報告から、食事や運動、睡眠など生活習慣が大きく関係しており、**意識して生活習慣を整える**

認知症の種類

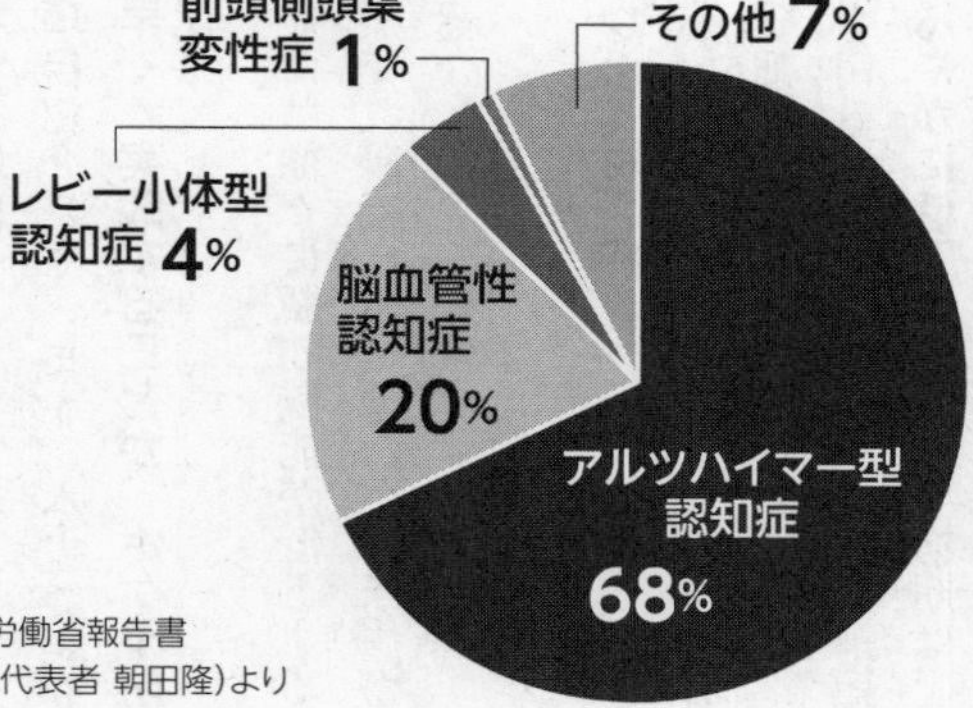

厚生労働省報告書
(研究代表者 朝田隆)より

ことで予防できることがわかってきました。最近では「生活習慣病である」という認識が広がっています。

これまでの認知症治療の常識を覆《くつがえ》したのは、神経変性疾患の世界的権威であるデール・ブレデセン博士です。ブレデセン博士は、**アルツハイマー病の要因は主に「炎症」「栄養不足」「毒物」の3つ**であり、これらは生活習慣に直結していると主張しています。

特に食事の影響が大きく、脳の炎症をもたらす食べ物や毒物を避け、脳が必要とする栄養をしっかり摂ることが、脳をいつまでも若々しく保つ秘訣《ひけつ》だと私も考えています。

本書では、**脳を若々しく保つ「ボケない食べ方」、脳を活性化させる「ボケない食べ物」と脳にダメージを与える「ボケる食べ物」**、それにコラムを合わせて**100項目**紹介しています。本書で紹介していることを**「ひとつでも多く」「1日でも早く」実践することが、ボケ予防につながります。**

認知症には徐々に認知機能が低下するものや、脳の血管障害によって起こるもの、治療で改善できるものなどタイプがいくつかあります。代表的な認知症をいくつか紹介しておきます。

【アルツハイマー病】

認知症でもっとも多い。**アミロイドβというタンパクが神経細胞に異常に蓄積し、神経細胞が破壊された状態。**

記憶を司《つかさど》る海馬《かいば》や、位置や空間を把握する頭頂葉《とうちょうよう》が徐々に萎縮《いしゅく》して、**認知機能がゆるやかに低下**していく。初期は記憶力の低下が見られるだけで、日常生活への支障がない場合は軽度認知障害（ＭＣＩ）と呼ばれる。

症状が進行すると数分前のことも思い出せなくなり、時間の経過を把握できない（日付を思い出せない）、段取りをつけて物事を実行することができない、判断力の低下、失語（ものの名前をうまく言えない・会話が成り立たない）などが現れ、人によってはせん妄《もう》や徘徊《はいかい》が見られることもある。

最終的には寝たきりになり、全面的な介護が必要になる。

【脳血管性認知症】

脳梗塞《のうこうそく》や脳出血など、脳の血管に生じた障害によって発症する。障害が起こった場所によって現れる症状が異なる。アルツハイマー病と合併しているケースも多く、同じような症状が見られる。

特徴的なのは、症状が突然悪くなったりよくなったりと、変化する点。できることとできないことがはっきりしていて、**「まだら認知」**と呼ばれる症状を示すことも多い。

障害された神経細胞を回復させることはできないが、脳卒中の再発を予防する治療を受けることができる。リハビリテーションも重要。

【レビー小体型認知症】

アルツハイマー病、脳血管性認知症とともに三大認知症と呼ばれる。**レビー小体という、α《アルファ》シヌクレインというタンパクが脳に蓄積して発症**する。

記憶障害、幻視、パーキンソン病のような筋肉のこわばり、睡眠中の悪夢や寝言といった症状が見られる。**認知機能はよくなったり悪くなったりを繰り返し、調子がいいときと悪いときの差が激しい。**

実際にはあり得ない幻視を見ることがあり、見間違えや被害妄想なども多い。睡眠中の異常行動が見られ、大きな声で寝言を言ったり、暴れたり、怒ったりすることがある。

【前頭側頭葉変性症】

前頭葉や側頭葉の神経が変性して発症する。前頭葉は感情のコントロールや理性的な行動、状況を把握する機能を担《にな》い、側頭葉は言語理解、記憶、嗅覚《きゅうかく》や聴覚を司っている。

もの忘れはそれほどひどくないが、他人への配慮《はいりょ》ができない、自分の思ったように行動するなど、性格の変化や行動異常が現れる。暴力を振るうこともある。それまでとまったく変わってしまったような性格になることもある。

【正常圧水頭症】

脳圧（頭蓋骨《ずがいこつ》の内部の圧）の上昇を伴わないタイプの水頭症。**脳脊随液《せきずい》の流れが悪くなり、たまった脳脊髄液が脳室（脳の内部の空間）を圧迫して発症**する。**手術で改善する可能性**がある。

60～70代で発症するケースが多く、歩行障害（転びやすい・足を引きずるように歩く）、尿失禁（排尿をがまんすることができない）、軽い認知機能障害（もの忘れ・意欲や集中力の低下）が主な症状。

脳にたまった髄液をシリコンの管を挿入してほかの場所に流す、シャント術という手術で改善するケースもある。症状が進むと大きな改善が期待できない場合もあるので早期治療が重要。

認知症の要因や現れる症状は多種多様です。ほぼすべての認知症で共通しているることは、一般的な治療では、いったん失われた神経細胞を復活させることはできない、ということです。現在のところ、認知機能を劇的に改善させる治療はないのですから、40代を過ぎたら脳にダメージを与えないようにすることが、若々しい脳を保つ秘訣と言えます。

こんな生活を送っていたら……
――アルツハイマー病まっしぐら！

脳にダメージを与える食生活は特別なことではありませんし、認知症になるのはそれほど難しいことではありません。むしろ、**現代の日本人の多くが、脳にダメージを与える食生活を送っている**と言ってもいいくらいです。

次ページを見てください。朝食は甘い菓子パン、ランチはハンバーガー、帰宅後は唐揚げをつまみに缶チューハイで晩酌《ばんしゃく》……。特に珍《めずら》しくもない食事内容ですが、これらはすべて脳にダメージを与える食事です。ずっと続けていると脳がど

こんな食事が認知症を招く!

朝

朝食はデニッシュパンなど甘いパン
砂糖入りのカフェオレやコーヒーなど

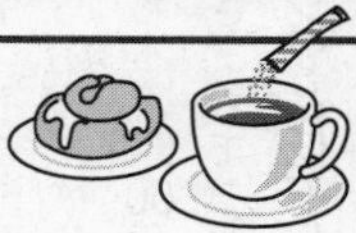

- 血糖値急上昇→過剰な糖が脳にダメージを与える
- 脳が必要とする良質な脂質、タンパク質、ビタミン、ミネラルが不足

▼

昼

ランチはハンバーガーとポテト、
ラーメンとチャーハンなど

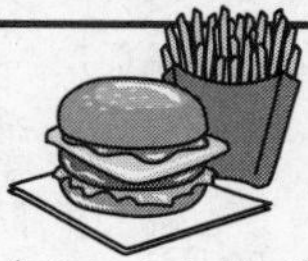

- 炎症を促すオメガ6たっぷりの食事
- 脳が必要とする良質な脂質、タンパク質、ビタミン、ミネラルが不足

仕事の休憩に甘い缶コーヒー
- 血糖値急上昇→過剰な糖が脳にダメージを与える

▼

夜

帰宅後は唐揚げと缶チューハイで晩酌
- 炎症を促すトランス脂肪酸、細胞を老けさせるAGEsの宝庫
- 糖質ゼロでも甘いと感じるとインスリン分泌
- 脳が必要とする良質な脂質、タンパク質、ビタミン、ミネラルが不足

コンビニパスタとスイーツ
- 脳が必要とする良質な脂質、タンパク質、ビタミン、ミネラルが不足
- 血糖値急上昇→過剰な糖が脳にダメージを与える

お風呂上がりにビール
- 血糖値の上昇→脳にダメージを与える
- アルコール→飲み過ぎると脳にダメージを与える

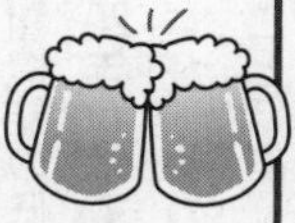

んどん老化していきます。脳だけではありません。**糖尿病や脂質異常症、動脈《どうみゃく》硬化《こうか》を進行させ、脳卒中や心臓病をもたらす食事**でもあります。

しかし、これにまったく当てはまらない人は少ないのではないでしょうか。こうした毎日の食事に潜むリスクを、もっとたくさんの人、特に40~50代の働き盛りの年代の皆さんに知っていただきたいと願っています。

ボケ予防の要は「毎日の食事」

――カギとなる「炎症」「栄養不足」「毒物」

本書では、アルツハイマー病予防のために、脳がボケてしまう前、できれば40代から始めて欲しいことを100項目にまとめました。

もちろん、50代、60代、70代を過ぎていても遅くはありません。認知機能の低下はさまざまな要因で起こります。**突然、悪くなるのではなく、10~20年かけてジワジワと低下していきます。**何も対処しなければ落ちていく一方ですが、そのスピードをゆるやかにする努力は、いくつになっても遅すぎるということはありません。**大事なのは1日でも早く、1個でも多く実践することです。**

本書で紹介している項目は、アルツハイマー病の脅威《きょうい》である「炎症」「栄養不足」「毒物」をもたらすものを避け、それを防ぐための食材や食べ方をすすめています。リスクがある食べ物を避け、必要な栄養をしっかり摂り、脳を活性化する食材を積極的に取り入れるだけで、十分、ボケ予防になります。

脳や体にダメージをもたらす慢性炎症
――炎症を促すものを避け、抑制するものを摂る

これまで、同じようにアミロイドβが蓄積していても、神経細胞がダメージを受けて認知症を発症する人と、認知機能が低下しない人がいて、その違いはなぜなのかが議論されてきました。

最新の研究報告で、**神経細胞が破壊されるかどうかに、脳の慢性的な炎症が関わっていることがわかってきた**のです。

脳にアミロイドβが蓄積しただけでは認知機能の低下は見られないのですが、

それらが集まってアミロイド斑《はん》という異常なタンパクが形成されると、認知機能が低下します。このアミロイド斑の形成に、神経細胞の炎症が関与していることが指摘されています。

実際、**脳が慢性的な炎症に陥ると記憶を司る海馬の神経細胞が破壊され、認知機能が低下する**ことがわかっています。

炎症は、免疫細胞が異物を攻撃したり、傷ついた細胞を修復したりするときに起こる、いわば体の防御反応です。

例えば、カゼによる発熱やねんざによる腫《は》れは一時的な急性の炎症で、病原菌が駆逐《くちく》され、細胞が修復されれば治まるので認知症には関与していません。

やっかいなのは、ジワジワと続く慢性的な炎症です。**加齢や生活習慣が主な要因**で、最近はこの**慢性的な炎症（慢性炎症）が、認知症をはじめ、動脈硬化、糖尿病、脳卒中などの生活習慣病に関わっている**可能性が指摘されています。

慢性炎症は寿命にも関わっています。慶應義塾大学の百寿総合研究センターの研究によると、慢性炎症の程度が低い人のほうが元気で長生きしているという結果が出ています。

研究班は、百寿者（100歳を超える高齢者）684人を含む1554人を最長で10年間、追跡調査を行いました。すると、慢性炎症の程度は加齢とともに徐々に上がっていくことと、同じ年代のなかで慢性炎症の程度が低い人のほうが長生きしていたことが判明しました。

慢性炎症の度合いは遺伝的な素因もあると言われますが、それは2～3割程度で、残りは生活習慣が影響していることがわかっています。

具体的に、慢性炎症を抑えるためにはどうすればいいのでしょうか。答えはとてもシンプルです。**「炎症を促《うなが》す物質を体内に入れない」「炎症を抑える物質を積極的に取り入れる」**この2点です。

実は、現代人は体内の炎症を促すオメガ6を過剰摂取しがち。あとで詳しく述べますが、揚げ物や植物性油脂を使った加工食品を控《ひか》え、家庭での調理に使う油をオメガ6が少ないオリーブオイルに変えるだけで炎症の抑制になります。

このほかにも、**意外なものに炎症を促す作用がある**ことはあまり知られていません。本書では炎症を促すもの、炎症を抑制するものを具体的に紹介しているので、ぜひ読んでみてください。

さらに、**肥満の解消も重要**です。歯周病や糖尿病などの生活習慣病も慢性炎症を促すので、これらの予防に役立つ食材や食べ方も、できるだけたくさん取り上げています。ボケ予防だけでなく健康長寿に役立つ内容になっています。

認知症のリスクを高める「新型栄養失調」

——脳が必要とする栄養を知っておこう

コンビニエンスストアやスーパーマーケットで、いつでも自分の食べたいものや好きなものが手に入るいま、栄養不足に陥っている人が多いと言うと驚《おどろ》かれます。実のところ、1日3回食事を摂っていても、栄養バランスが偏っていて必要な栄養素が不足している人が少なくありません。こうした、十分食べていても必要な栄養素が足りていない状態は「新型栄養失調」と呼ばれています。

現代人がもっとも陥りやすいのが、**糖質過多でタンパク質やビタミン、ミネラル、食物繊維が不足した食事**です。丼もの、ラーメン、うどん、そば、パスタ、パンといった糖質過多の食事を続けている人は、新型栄養失調に陥っており、認知症まっしぐらと言っても過言ではありません。本書を参考に、栄養バランスの改善を心がけましょう。

本書で紹介する、現代人が不足しがちな栄養を補ってくれる食材や、ボケ予防に役立つ栄養を含むスーパー食材を積極的に取り入れることが、栄養不足の改善につながります。現代人が特に不足しがちな栄養素は次の4つです。

①タンパク質

タンパク質は生命の要となる重要な栄養素。神経伝達物質やホルモンなどはもちろん、**すべての細胞をつくる原料**になる。不足すると認知機能の低下だけでなく寿命も短くなる。

②良質な脂質

脳の半分以上を占める脂質。**オメガ3やコレステロールなどは脳を活性化**する重要な脂質。これらが不足したり、オメガ6の摂取量が多くバランスが崩れると脳の慢性炎症が促される。

③ビタミン・ミネラル
不足すると代謝がスムーズにできなくなり、**認知機能が低下**する。ビタミンB群、ビタミンD、亜鉛、鉄などが現代人に不足しがち。
④食物繊維
現代人は野菜不足。腸の細菌が食物繊維を分解したときにできる短鎖脂肪酸は**脳の炎症を抑制**して脳を活性化する。

腸内環境を整える
――脳にダメージを与える有害物質を避ける

もうひとつ大事なことがあります。それは腸内環境を整えることです。

栄養不足の要因のひとつに、**腸の慢性炎症**があります。

食事で栄養を摂っていても、腸粘膜《ねんまく》に慢性炎症があると、栄養をきちんと消化・吸収できない状態に陥り、それが細胞や脳まで届かず、栄養不足に陥ってしまっていることがあります。

このような腸を、日本では、腸粘膜に穴があいて栄養が漏《も》れ出すことから「**腸漏れ症候群**（腸管壁浸漏《しんろう》症候群）」と呼んでいます。アメリカでは「**リーキーガット症候群**」と呼ばれ、近年、患者数が急増しています。

腸漏れ症候群に陥ると栄養素をスムーズに吸収できなくなるうえ、炎症を促す物質が血液中に流入して、慢性炎症がさらに悪化します。この悪循環を断ち切るためにも、腸内環境を整えることが非常に大切です。

腸の慢性炎症は痛みや激しい下痢といった自覚症状がないため、知らずしらずのうちに陥っています。毎日、健康な便が出ている人は心配ありませんが、便秘がちだったり、下痢や便秘を繰り返したりしている人は、腸の状態が悪く、腸の慢性炎症に陥っている危険性があります。いますぐ食生活を見直しましょう。

そして、もうひとつ追加したいのが有害物質です。

特に脳にダメージを与える有害物質の代表は、「**タバコ**」「**アルコール**」「**カビ・病原菌**」「**重金属**」。これらはできるだけ避けましょう。

タバコを吸っている人は、吸わない人よりも脳が萎縮するスピードが5〜10年ほど速いという報告がありますし、アルコールは体内で分解されるときに毒性の高いアセトアルデヒドが発生して脳にダメージを与えます。

この2つは認知症のリスクとしてよく知られていますが、最近の研究で**カビや歯周病菌など、病原菌が出す毒素が神経細胞にダメージを与える**ことが明らかになりました。特に黒カビは要注意で、新しい認知症のリスク要因として注目されています。空気といっしょに体内に入り込むカビは、鼻腔《びくう》を通り、そこから脳に侵入して直撃する危険性が指摘されています。さらに、体内にカビが棲《す》みつくと、それらが出す毒素が脳にダメージを与えることもわかっています。

少し食の話からそれてしまいました。

このほかにも、健康にいいと思って食べているものに有害物質が含まれていることもあります。

例えば、オメガ3系脂肪酸を豊富に含むため、認知症予防にいいと言われる**まぐろやかじきは、認知症のリスク要因となる水銀の含有率が高い**ことが指摘され、最近では、厚生労働省が食べ過ぎないよう注意喚起《かんき》しています。

また、健康食材として挙げられることが多いひじきも避けたほうが安心。なぜなら、**ひじきには毒性の高いヒ素が多く含まれている**からです。水銀やヒ素のリスクは最近、指摘され始めたことなので、知らない方が多いかもしれません。本書ではこうした最新情報も網羅しています。

それともうひとつ。ボケにつながるものは食べないほうがいいのですが、好きで食べているものだったり、日常的に口にする機会が多いものだったりすると、「避けること」が難しいケースもあります。その場合、ストレスがたまらない程度に気をつけましょう。「食べない」と決めてしまうと、それがストレスになり脳へのダメージになってしまいます。

害になるものを控えることも大事ですが、**有害物質の排泄《はいせつ》を促す食べ物や炎症を抑制する食べ物、脳を活性化する食べ物**を積極的に摂ることも、ボケ予防につながります。

100項目ありますから、すべて実践しなくても大丈夫です。ストレスなくできるものを、ひとつでもいいので覚えて、試してみてください。

コラム1

食べることは生きること
認知機能低下は口腔崩壊から

最近、認知機能と口腔《こうくう》環境の関係が注目されています。オーラルフレイル（口腔崩壊）という言葉があるのをご存じでしょうか。

オーラルフレイルとは、加齢による衰え（フレイル）のひとつで、食べ物を噛《か》んだり飲み込んだりする機能が低下したり、滑舌《かつぜつ》が悪くなったりして、口腔の機能が低下している状態のことです。

食べることは脳の栄養補給にとても大事なことですし、話すこと（コミュニケーション）も認知機能に深く関わっています。

これらの機能が低下してしまうと、脳は栄養不足に陥り、刺激が減ってしまって、認知機能がどんどん悪化していきます。

最近では、歯ぐきに炎症をもたらす歯周病が認知症に関与していることが明らかになり、口腔ケアの重要性が見直されています。歯に痛みや腫れがなくても、定期的に歯科を受診して口の中の状態をチェックしましょう。

Step 1

老ける・若返る脳を決める！
〝健康長寿〟な食べ方

ボケない
食べ方30

ボケない食べ方❶ もっとも大事な食事のバランス

「何を食べるか」が脳の萎縮に直結

認知症では**脳の側頭葉、海馬、前頭葉が萎縮**していきます。海馬は短期記憶に関わっているので、海馬が萎縮すると直近のできごと、例えば1時間前に食事をしたことなど**数時間前の記憶を保持することが難しくなります。**

側頭葉や前頭葉は感情のコントロールに関わっていて、ここが萎縮すると**怒りっぽくなったり、イライラしやすくなったり**して、周囲とのトラブルを起こしやすくなり、社会生活に大きな支障をきたしてしまいます。

脳の萎縮の状態は、これまで詳細にわからなかったのですが、ＭＲＩ（磁気共鳴画像）の進歩によって、それぞれの領域別の萎縮が診断できるようになりました。しかも、神経細胞が集まる灰白質《かいはくしつ》やこまかな血管まで画像化できるようになったのです。

こうした医療技術の進歩により、生活習慣と脳の関わりがより明らかになってきています。

これまでの研究では、海馬と関連があるのは青魚などに含まれるオメガ3系脂肪酸（EPA・DHA）や運動のみとされてきましたが、最新の研究報告で、**栄養バランスのよい良質な食事が、脳の萎縮予防に役立つ**ことを示唆《しさ》する結果となり、話題を集めています。

オランダ、エラスムス大学のマイケ・バーノージ博士らの研究チームは、認知症のない健康な高齢者4213人を対象に、食事の質を評価し、MRI画像で計算した脳の体積やラクナ梗塞（小さな血管の詰まり）、灰白質の異常などとの関連性を調べました。すると、**野菜、果物、ナッツ、魚類など栄養バランスのよい良質な食事を摂っている人は、脳全体の体積や灰白質の体積、海馬の体積が大きい**ことが明らかになったのです。

認知症に効《き》く食材はたくさん取り沙汰《ざた》されますが、この研究報告からは、栄養バランスのよい、質の高い食事を摂ることが、高齢期の認知機能の維持に重要であることがわかります。個々の食材にこだわりすぎず、食事全体のバランスをとることを考えましょう。

脳の進化を促したのは「でんぷん」だった

近年、よく論争になるテーマのひとつが、脳のエネルギー源は、ごはん（糖質）と肉（脂質）のどちらがいいのかというものです。

欧米では小麦、日本では白米と、現代人は精製された糖質を過剰摂取する傾向があるため、糖質の摂取を制限し、タンパク質や脂質の摂取量を増やす、いわゆる**「糖質制限」**が、**認知症予防の観点からはいまのところ優勢**です。

肥満人口が総人口の3分の1を上回るアメリカでは、日本に先立って糖質制限が話題になりました。ただ、**糖質がすべてダメということではありません**。獣や魚の狩猟や木の実の採取など、原始人が食べていた食事を参考にした原始人食（パレオダイエット）が人気です。

私も、ニューヨークを訪問した際に、ユニオンスクエアの近くにある『Hu Kitchen（ヒュー・キッチン）』というパレオダイエットのレストランで食事をしたことがあります。カウンターで好きなものを注文するデリ式になっていて、野菜料理、果物のスムージー、オーガニックのチキンやサーモン、グルテンフリーの穀類などヘルシーなメニューから好きなものを選べました。

原始人食については、過去の研究報告では「肉の摂取が脳の発達に関与した」と考えられていました。ところが、最近になって、スペインのバルセロナ自治大学のカレン・ハーディ博士らの研究チームが、**「でんぷん（糖質の一種）の摂取とアミラーゼ（でんぷんを消化する酵素）遺伝子の進化が脳の発達に大きく関与した」という新説を発表**して注目を集めています。

研究チームは「グルコース（糖質）全体の約25%をヒトの脳が消費している」「原始時代にもいも、種子、果実、ナッツからでんぷんを摂取できた」「火を用いた調理法によりでんぷんを消化しやすくなった」「ヒトのアミラーゼ遺伝子はほかの霊長類よりも多い（だ液に含まれるアミラーゼの量が多い）」ことに注目し、脳が血液中のグルコースを最大60%まで代謝できるように進化したのは、でんぷんに依存していたからだと推察しています。

肉も大事ですが、でんぷんを賢《かしこ》く食べることも重要な要素であると言えます。

〝食欲〟が老化予防のカギ

中年期は肥満による生活習慣病のリスクが高いことからダイエットをすすめられますが、高齢期に入ると事情が逆転するようです。

オーストラリアのモナッシュ大学と台湾国防医学院の共同研究によると、**高齢期は食欲がありよく食べる人ほど長生きの傾向が見られる**ことがわかり、話題を呼んでいます。研究チームは1999年から台湾に住む65歳以上の高齢者1856人を9年間、追跡調査しました。対象の高齢者を食欲の低いグループ、中等度のグループ、高いグループの3つに分けたところ、食欲の低いグループは高いグループに比べて死亡率が2倍以上高いことがわかったのです。

咀嚼《そしゃく》力の低下、薬の副作用、抑うつ（心理的要因）、家族の状況（環境要因）なども影響を及ぼしていましたが、それらを差し引いても1・5倍です。**高齢期はいかに食欲を保つかが重要。**好きなものをおいしく、楽しく、食べましょう。

食事指導で認知機能が改善

アメリカの肥満が急増した最大の要因としてやり玉に挙がる「小麦」ですが、**セリアック病（グルテンに対する異常な免疫反応）や認知症といった病気にも関係していること**がわかってきました。

オーストラリア、モナッシュ大学のイェーランド博士らの研究チームは、セリアック病患者の脳に「脳の霧《きり》」と呼ばれる、集中力の低下や短期記憶の不正確といった症状（軽度の認知機能障害）がしばしば見られることに着目しました。

研究チームは11人のセリアック病患者に**グルテンフリー食（小麦除去食）**を指導し、12週間後と1年後に注意力、運動機能、認知テストなどの検査を行ったのです。すると、セリアック病による腸の異常が改善し、認知機能もよくなっていました。**小麦は毒ではありませんが、体質に合わない人には食べる弊害《へいがい》が大きい**ことがわかります。自分の体質に合ったものを食べることが大切です。

寿命が延びて認知機能が向上する

ケトン体は体内に蓄えられた脂肪や中鎖《ちゅうさ》脂肪酸（ココナッツオイル・MCTオイルなどに含まれる）から合成されるエネルギー源で、肥満解消、がん予防、認知症予防、免疫疾患の改善などに役立つことがわかっています。

認知症予防で糖質制限がすすめられるのは、ケトン体の合成を促すためです。私たちの体はまず糖質をエネルギー源として利用しますが、体内の糖質を使い切るとケトン体の合成が始まります。だから、**糖質制限食が有効**なのです。そして、特にケトン体の合成を促す食事のことを**「ケトン体食」**と言います。

とはいえ、毎日、糖質を制限するのは難しいかもしれません。

アメリカのバック加齢研究所のエリック・バーデン博士らの研究チームは、マウスで、食事とケトン体の血中濃度や認知機能などとの関連を調べました。

炭水化物中心のエサ（①）、ケトン体食（②）、高脂肪食、周期的ケトン体エサ、周期的高脂肪エサなど5種類の食事を与えて比べた結果、「周期的ケトン体エサ」がもっとも健康寿命が延び、認知機能が向上していました。

周期的ケトン体エサは①と②を週単位で交代するもので、認知機能の評価はふつうのエサを与えた週に行っていて、血液中にケトン体が認められなくても改善されていたのです。

さらに、ヒトでは年に数回の断食《だんじき》で健康効果が認められることがわかっています。毎日ではなく、**週に1回、月に1回などの定期的な断食で、周期的にケトン体の合成を促すことでも効果が期待できる**可能性があります。

また、ケトン食にはインフルエンザに対する予防効果があることが、アメリカ、イエール大学医学部の岩崎明子博士らの研究チームによって報告されています。

研究チームが、マウスにケトン体食を与えてインフルエンザウイルスに感染させたところ、普通食を与えたマウスよりも死亡率が有意に低かったそうです。マウスの肺を調べると、ガンマ・デルタT細胞という**免疫細胞が増加していて感染予防に役立っている**ことがわかりました。**ケトン体食が高齢期の健康のカギになることは間違いないでしょう。**

低糖質ダイエット

脳にダメージを与える高血糖状態を避ける

ちまたではさまざまなダイエット法が試されています。最近は「低糖質ダイエット」が人気です。ただ、ダイエットは、長期間にわたって継続することができて、体重を管理しやすく、健康的であることが必要条件です。

私がすすめているのは、朝食をココナッツオイル入りコーヒーにして主食の量を減らす低糖質ダイエットです。このやり方だと、無理なく日常生活に取り入れられるので、患者《かんじゃ》さんにもすすめています。

ココナッツオイルはケトン体の合成を促し、アルツハイマー病の認知機能改善に効果があることが認められていて、ダイエットだけでなく脳の活性化にも役立つ食品として認知度が高まっています。

糖質と脂質のどちらを制限すれば減量効果が高いのか、という議論はこれまでずっと続いていて、結論がはっきりしないまま何十年も経っています。

そんななか、アメリカ、ハーバード大学のディアドレ・トビアス博士らの研究チームが、**低脂肪ダイエットと低糖質ダイエット**の長期的効果を調べた過去の臨床試験を包括的にまとめて発表しました。

53件の臨床試験（参加者約7万人）が、両方のダイエット法による体重減少効果を1年以上追跡調査しており、**低糖質ダイエットのほうが長期的な体重減少効果が平均1・1キログラム優《すぐ》れていた**のです。

さらに、低脂肪ダイエットで体重減少が認められたのは、通常食で食習慣を何も変えなかった人と比べた場合だけであることも確認されました。

トビアス博士は、「低脂肪ダイエットが長期的な減量に適したダイエットであるという科学的根拠は得られなかった」とまとめています。

この研究で、低糖質ダイエットがベストという結論が得られたわけではありませんが、低脂肪ダイエットよりは長期的な体重減少効果が高いことを示唆しています。日本人にとってごはん（糖質）を制限するダイエットには抵抗があるかもしれませんが、将来のボケ予防を考えると有効だと私は思います。

減量法は文化と嗜好《しこう》と健康状態を合わせて考えましょう。

糖質と脂質は質が大事

摂りすぎても摂らなさすぎてもダメ

認知機能の低下や血圧の上昇、動脈硬化などを進行させる内臓脂肪の減少を目的としたダイエット法には、前項で述べたように糖質と脂質を減らす2つの減量法が代表的です。どちらがいいのかはいまだ結論が出ていません。それは、嗜好や体質によって、どちらが適しているかが異なるからでしょう。

ただ、糖質と脂質のどちらを制限するにしても、**量だけでなく「質」**にもこだわる必要があります。

それを示すのが、ノルウェー、ベルゲン大学のヴィヴィアン・ヴェウム博士らの研究チームによる報告です。研究チームは、炭水化物（糖質）と脂質の割合ではなく、それぞれの質と内臓脂肪との関係に注目しました。

実験は、内臓脂肪がたまった男性38名を、高炭水化物食グループ（炭水化物53%・脂質30%）と高脂肪食グループ（炭水化物10%・脂質73%）に分け、12週間にわたり食事介入しました。

実験中は**トランス脂肪酸**、**砂糖**、**添加物を含む食品**、**加工度の高い食品**、**オメガ6系脂肪酸を多く含む植物油を摂取しない**よう指導しています。これらはすべて、脳はもちろん体を老化させる、いわば**「質の悪いもの」**ばかりです。

そのうえで、野菜、ベリー、果物を1日500グラム以上摂り、**油はバターとココナッツオイル**、**砂糖の代わりに天然由来の甘味料であるエリスリトールやステビア**、**小麦粉の代わりにアーモンド粉を摂る**よう指導しました。

すると、両方のグループともに内臓脂肪が減り、血糖値や中性脂肪などの値《あたい》も改善していたのです。ひとつだけ異なる結果だったのが、高脂肪食グループでコレステロールの増加傾向が見られたことです。

どちらのグループでもメタボリックシンドロームは改善しているので、コレステロールの増加については慎重に判断すべきとヴェウム博士は考察しています。

この研究報告は、私がこれまで主張してきた、**「精製度が高い、自然ではない食べ物が心身にダメージを与え、病気をもたらす」**ことを示唆しています。ボケ予防のためにはこれらの食べ物をできるだけ避けましょう。

ボケない食べ方❽ オメガ3とオメガ9

脂質はバランスと質が重要

糖質と脂質の摂取については、アメリカの食生活指針の変遷を見るとわかりやすいかもしれません。

現在のアメリカの食生活指針は、脂質の摂取量を1日の総摂取エネルギー量の35%以内に制限するよう推奨しています。アメリカで低脂肪食の推奨が始まった1980年以降、低脂肪や無脂肪の食品がもてはやされ、精製された穀類や添加物を含んだ加工食品からカロリーを摂る傾向が生まれました。

ところが、その後の研究で、**こうした食生活の変化が肥満や糖尿病の増加を促すこと**がわかったのです。アメリカでは1985年以降、糖尿病の患者数が急増しています。

健康のために摂取量を増やした植物油や糖質が、認知症のリスクを高める肥満や糖尿病の増加を招いたのですから皮肉なことです。

そもそも、脂質の摂取量を制限することに科学的根拠がないと主張する研究者もいます。

アメリカ、タフツ大学のダリウシュ・モザファリアン博士とボストン小児病院のデイビッド・ルートウィッヒ博士は、発表された食生活指針に関して、「コレステロールの摂取制限の取り下げが話題になっているが、より重要なのは脂質制限の解除だった」と指摘しています。

彼らの最新の論文では、**青魚に含まれるオメガ3系脂肪酸やオリーブオイルに多いオメガ9系脂肪酸など、健康な脂質を豊富に含む食品をより多く摂取すると、心血管疾患の予防になる**と報告しています。また、チーズやバターのような動物性脂質が豊富な食品も、摂取しても心血管疾患の発症に影響はないとのこと。同時に、**低脂肪肉やノンオイルドレッシング、ベイクドポテトなど低脂肪食品は必ずしも健康的ではない**と指摘しています。

重要なのは脂質の**量ではなく質**であり、肥満防止には野菜や果物、全粒穀物、ナッツ、魚介類、豆類を増やし、肉類や砂糖、精製された穀物を減らすことを、モザファリアン博士は推奨しています。

多様な食事が腸内環境を強くする

ボケない食べ方❷（52ページ）でも述べていますが、原始人食、つまり狩猟採集生活は脳を活性化させる食事のひとつと考えていいでしょう。それは、アフリカのタンザニアで、狩猟採集生活を送るハッザ族の腸内細菌叢《そう》（腸内フローラ）が多様性に富み、自己免疫疾患を発症する人が少ないことから推察できます。

腸内細菌叢は免疫に関わり、クローン病や潰瘍《かいよう》性大腸炎など消化器疾患、肥満や糖尿病、自閉症、アトピー性皮膚炎などにも関係しています。多様な腸内細菌叢を持つほうがこうしたリスクが低くなります。

ハッザ族は、雨期にベリー類やはちみつを採集し、乾期には狩猟でつかまえた動物を食べます。アメリカ、スタンフォード大学医学部のジャスティン・ソネンバーグ博士らの研究チームは、188名のハッザ族から350の糞便《ふんべん》サンプルを収集し、ヤセ菌と呼ばれるバクテロイデスが雨期になると約70%が消失するけれど、乾期になると消失した細菌叢の約80%が再出現することを明らかにしました。さらに、先進国16カ国18人の腸内細菌叢と比較したところ、ハッザ族のほうがバクテロイデスなどの細菌の多様性が顕著で、バラエティーに富んでいたのです。

ちなみに、バクテロイデスは、食物繊維などから短鎖脂肪酸をつくりだす細菌類です。短鎖脂肪酸は腸内の有害な細菌の繁殖を抑える働きがあります。

研究チームは、ハッザ族の腸内細菌叢が多様なのは、季節ごとの食事内容に対応できる消化能力と連動しているのではないかと推察しています。

ソネンバーグ博士は、**現代人は精白米や砂糖、加工食品など精製された食品の摂取量が増え、食物繊維の摂取量が減った結果、腸内細菌叢の多様性を失った**と指摘しています。

私は**旬《しゅん》の野菜や果物を食べる**ことをすすめていますが、それらが多様な腸内細菌叢の維持に役立つことを示唆する研究報告です。

食の欧米化が病気を増やした!?

日本では、最近、都市部や若年層で乳がんが増えている傾向が見られ、問題になっています。その理由として、食の変化を指摘する専門家もいます。具体的に言えば、**朝のパン、ヨーグルト、ランチのパスタなど食の欧米化や、甘いお菓子やドリンクなどが乳がんを増やしている**という指摘です。

それを裏付けるのが、ボストンのブリガム・アンド・ウイメンズ病院のホリー・ハリス博士らの研究チームによる次のような研究報告です。

研究チームは、看護師健康調査に参加した4万5204人の女性を対象に、高校時代及び成人期（27～44歳）の食生活に関するアンケートを行い、炎症をもたらす食品の摂取頻度と乳がん発症との関連性を検討しました。

22年間の追跡調査中に870人が閉経前乳がんと診断され、490人が閉経後乳がんと診断されました。食事との関連を調べると、高校時代に野菜摂取量が少なく、砂糖入り飲料、ダイエットソフトドリンク、精製穀類、赤身肉、加工肉、マーガリンといった炎症をもたらす食材の摂取量が多い女性は、閉経前乳がんの発症リスクが35％高く、成人期に同じような食事傾向の女性も同様に41％高いことがわかっています。

閉経後乳がんは食事との関連性は見いだせませんでした。

この研究報告から、**乳腺《せん》が発達する若い年代は、乳腺の発達が食事に影響を受けやすい**と指摘されています。近年、日本でも若年層で乳がんが急増しているのは食生活の欧米化との関連が疑われます。

炎症性の食品は乳がんだけでなく、全身の老化を早め、将来の認知症リスクを高めます。せっかく日本人に生まれたのですから、**炎症を抑える青魚、みそやしょうゆ、納豆などの発酵食品、季節の野菜や海藻、玄米など精製されていない穀類を取り入れた、伝統的な和食を心がけましょう。**

ボケない食べ方⑪

地中海食

食物繊維が豊富な地中海食

地中海沿岸地方の伝統的な食生活を取り入れた「地中海食」には、生活習慣病を予防する食事として数々のエビデンス（科学的根拠）があります。

認知症も生活習慣病のひとつですから、地中海食はボケ予防食のひとつと言ってもいいでしょう。

地中海食の何に効果があるのか。オリーブオイル、地中海地方で採れる野菜や果物、新鮮な魚介類など諸説ありますが、最近、**地中海食で豊富に摂っている食物繊維に健康効果がある**という研究報告が話題を呼んでいます。

イタリア、ナポリ大学微生物科のダニロ・エルコリニ教授らの研究チームは、腸内細菌叢（腸内フローラ）がつくる短鎖脂肪酸に着目しました。酢酸《さくさん》、プロピオン酸、酪酸《らくさん》などを含む短鎖脂肪酸は、腸内細菌が不溶性植物繊維を発酵させる過程でつくられる代謝産物です。最新の研究で、**短鎖脂肪酸に抗酸化作用や抗老化作用があること**がわかり、注目されています。

研究チームは、離れた4つの街に住む成人153人の1週間の食事内容と腸内細菌、便に含まれる短鎖脂肪酸の濃度との関連性を調べました。

その結果、**野菜、果物、豆類など植物性食品の摂取量が多い人**の便には、プレボテーラ、ラクノスピラといった細菌が検出され、**これらの菌が腸内で食物繊維を分解し、短鎖脂肪酸をつくりだしている**と推察されています。

一方、動物性タンパク質の摂取が多い人の便からは、ルミノコッカスという細菌が検出されていますが、この菌がつくりだす代謝産物は心疾患の要因となると報告されています。

地中海食の優れた点のひとつが、野菜や果物、豆類の摂取であることは疑いようがないでしょう。伝統的な和食も野菜や豆類が豊富です。地中海食を食べている人と同じような腸内細菌叢と短鎖脂肪酸の生成が期待できます。

ボケない食べ方⑫ ・・・MIND食

アルツハイマー病の予防に効果あり

健康のための食事法はいくつかありますが、強いエビデンスがある食事法の代表が、生活習慣病やアルツハイマー病の予防効果があると認められている**「地中海食」**と、アルツハイマー病の危険因子である高血圧を予防するために考案された**「DASH《ダッシュ》食」**です。

アメリカ、シカゴにあるラッシュ大学医療センターのマーサ・クレア・モリス教授らの研究チームは、**この2つの食事法のメリットを取り入れた「MIND《マインド》食」**を考案し、シカゴ在住の58～98歳の男女９２３人を対象に、平均４・５年間の追跡調査を行いました。

食事（「地中海食」「ＤＡＳＨ食」「ＭＩＮＤ食」）とアルツハイマー病発症の関係を探ったのですが、どの食事法もアルツハイマー病の予防に有効であることがわかりました。**なかでも、「MIND食」の有効性がもっとも高く、**厳密に実践した高齢者は**アルツハイマー病の発症リスクが53％低下**し、ほどほどに実践した高齢者でも35％も低下していたのです。

「MIND食」の内容はシンプルです。

具体的には、**全粒穀物を1日3回以上、緑黄色野菜を週6回以上、その他の野菜を1日1回以上、ベリー類を週2回以上、魚を週1回以上、鶏肉を週2回以上、豆類を週3回以上、ナッツを週5回以上摂る**ことをすすめています。

逆に、赤肉（牛・豚・羊など）は週4回以下、ファストフードまたは揚げ物は週1回以下、バターは1日大さじ1杯未満、チーズは週1回以下、スイーツは週5回以下に抑えます。

さらに、**オイルはオリーブオイルを推奨し、アルコールはワインを1日300ミリリットル以下**にするようすすめています。

特別な食材が入っているわけでもなく、私たち日本人が実践するのも難しくなさそうです。ぜひ参考にしてください。

カロリーよりも栄養価

数字ではなくバランスに着目

これまでに確立されている栄養学では、動物の寿命を延ばす食事法はカロリー制限であるとされています。魚から両生類、哺乳《ほにゅう》類まで、これまでに調査された動物では、摂取カロリーを70％程度に制限すると、個体の寿命が延長すると報告されています。

世界的にもよく知られているのが、アカゲザルのカロリー制限による研究成果です。カロリー制限によって動脈硬化や糖尿病、がんなど加齢に伴う病気の発症が抑制され、寿命が延びたという研究報告が、アメリカの複数の研究所から報告されています。

ただ、その後の研究で、**カロリー制限で炭水化物（糖質）を制限することで脂肪が燃焼し、体内でケトン体が合成されて、それが寿命の延長をもたらしている**のではないかという説が注目されています。

実際、糖質制限ダイエットを実践している人々の間では、糖質を制限することで減量に成功し、耐糖能《たいとうのう》（血液中のブドウ糖を処理して血糖値を正常に保つ能力）が改善して健康状態がよくなるという考え方が広まっています。

糖質制限に対する否定的な意見もあるなか、イギリス、フリムリーパーク病院のアシーム・マルホトラ博士らの研究チームは、心血管疾患の死亡率を減らすには、**カロリーを計算するよりも栄養価を考えたほうが有効**だと主張しています。

研究チームが過去の疫学研究を包括的にレビューしたところ、禁煙などの生活習慣の変更や、青魚に多く含まれるオメガ3系脂肪酸、オリーブオイル、ナッツなどを摂取することで、短期間で心血管疾患のリスクを低下させる効果があることがわかりました。摂取カロリーが強調されてきたのは、食品業界やダイエット産業界が減量の必要性を過剰にPRしてきた結果で、最新のエビデンスから食生活の評価軸を再考する必要があるとまとめています。

健康長寿のためには、カロリーではなく、油の質や食品の栄養価に配慮したほうがいいと私も思います。

適度な飲酒

ほどほどはよいが、飲み過ぎは厳禁

世界でもっとも長生きしたと言われるフランス人女性、ジャンヌ・カルマンさんは120歳の誕生日にも認知機能が保たれていました。「長生きの秘訣はなんですか？」という質問に、「病気にならないことです」と答えた逸話《いつわ》は有名です。そんなカルマンさんが晩年までやめなかった嗜好品が、チョコレートとポートワイン、それにタバコです。お菓子好き、お酒好き、タバコをやめられない人にとっては勇気づけられるエピソードですね。

私は、タバコはともかく**適度な飲酒であれば問題ない**と考えています。

アルコールと死亡リスクとの関係を調べた興味深い研究報告があります。デンマーク、コペンハーゲン大学のベルントセン博士らの研究チームは、アルツハイマー病患者321人を対象に、飲酒を含めた生活習慣を3年間追跡調査しました。その結果、8％の患者は飲酒せず、71％は1日1ユニット（アルコールに換算して8グラム）以下、17％が1日2～3ユニット、4％は1日3ユニットを超えてアルコールを摂取していました。

調査期間中に53人が死亡しましたが、飲酒量が1日2～3ユニットのグループは1日1ユニット以下のグループに比べて、死亡リスクが77％も低かったのです。さらに、飲酒しないグループと1日3ユニットを超えるグループの死亡率は、1日1ユニット以下のグループの死亡率と有意差がありませんでした。

1日2～3ユニットのアルコールは、**ワインならグラス2～3杯、ビールなら350～500ミリリットル、日本酒なら半合強～1合**に相当します。これくらいであれば飲んでも問題ないということになります。

ただし、ベルントセン博士は適度な飲酒をする人は、豊かな社会ネットワークを構築している人が多いため、単純にアルコールの効果とは言えないことを強調しています。

どちらにせよ、適度な飲酒を楽しむぶんには問題ないと言えるでしょう。

コレステロール不足のほうがダメージに

かつて動脈硬化の要因として悪者扱いされていたコレステロールは、冠動脈《かんどうみゃく》疾患による死亡率との関連を示すエビデンスが実証されず、むしろ、**脳卒中の予防効果があり、健康や認知機能の維持に欠かせない栄養素**であることが明らかになりました。２０１５年には日本人の食事摂取基準からコレステロールの摂取基準（上限）が撤廃されています。

最新の研究報告では、**コレステロールの摂取が認知機能を改善する効果がある**ことがわかり、一転して摂るべき栄養素として注目されています。

そのきっかけになったのが、東フィンランド大学のユキ・ヴィルタネン博士らの研究チームが行った、卵や食事性コレステロールの摂取と認知機能の関係についての研究報告です。

研究チームは、認知機能に障害のない42～60歳の健康なフィンランド人男性2497人を22年間追跡調査し、卵や食事性コレステロールの摂取量と認知症の発症リスクとの関連を調べました。

すると、**卵、食事性コレステロールの摂取量、どちらも認知症またはアルツハイマー病の発症に関連しない**ことがわかったのです。しかも、対象者の32・5％がアルツハイマー病の発症リスクが遺伝的に高いアポE4遺伝子の持ち主だったにもかかわらず、コレステロールの摂取量と認知症発症リスクとの間に関連性は見いだせませんでした。

それまでは、アポE4遺伝子を持っていると食事性コレステロールの摂取量が及ぼす影響が大きく、心血管疾患やアルツハイマー病の発症につながると考えられてきたので、それが覆されたのです。

コレステロールは神経細胞の細胞膜を構成する主要成分ですから、認知機能に重要な働きを担う栄養素と言えます。不足しないよう、卵などから適度に摂取することをおすすめします。

食事内容が筋肉量を左右する

サプリメントについてはメリットとデメリット、両方を報告するエビデンスがあり、判断に迷うところです。ただ、**プロテインについては有益**であるという報告があります。

カナダ、マクマスター大学のスチュアート・フィリップス博士らの研究チームは、**ホエイプロテインなどにサルコペニア（筋力の低下から身体機能が著《いちじる》しく低下した状態）を予防する効果がある**ことを明らかにしました。

ホエイプロテインは牛乳に含まれるタンパク質で、ヨーグルトの上澄《うわず》み液などに含まれています。

研究チームは70歳以上の男性49人を、２つのグループに分けました。ホエイプロテイン、クレアチニン、ビタミンD、カルシウム、魚油を含むドリンクを飲む

Aグループと、それらを含まないドリンクを飲むBグループです。
それぞれ、ドリンクを6週間摂取したあとで、さらに6週間、週2回の筋力トレーニングと週1回のインターバル・トレーニング（有酸素運動）を行い、被験者の筋肉量と筋力を測定しました。

結果は明らかで、Aグループはドリンクを飲んだあとに筋肉量と筋力が増加していたのです。フィリップス博士はホエイプロテインを含むドリンクを飲むだけで増加した筋肉量が、同年代の男性が何もしないで1年間に失う筋肉量に相当することに注目し、高齢期の栄養学的な介入がサルコペニアの予防に有効であると考察しています。

筋肉量の減少は寝たきりを招き、認知機能の低下にも直結します。高齢期になって食が細くなった場合は、**プロテインやビタミンD、カルシウム、魚油などをサプリメントなどで摂取することをおすすめ**します。

低糖質食でも持久力は維持できる

筋肉を効率的につけるにはアスリートの食事が参考になります。

スポーツ栄養学では、トレーニング前に**グリコーゲン（糖質）**を多く蓄積する「カーボ・ローディング」という食事法がよく取り上げられます。

これは1960年代に、筋肉に蓄えられた**グリコーゲンが、運動時の重要なエネルギー源になる**ことが発見されたことで広まりました。現在、マラソン、自転車ロードレース、クロスカントリースキーなど、高い持久力が必要なスポーツでは「カーボ・ローディング」が定番となっています。

ただ、糖質の過剰摂取による弊害が指摘されているいま、テニスでグランドスラムを達成したノバク・ジョコビッチ選手がグルテンフリーの低糖質ダイエットを実践していたり、サッカーの長友佑都《ながともゆうと》選手は積極的にオイルを摂るファットアダプト食事法を提唱したり、「カーボ・ローディング」と異なった意見も出てきています。

それを裏付けるのが、アメリカ、オハイオ州立大学のジェフ・ボレク教授らの研究チームによる研究報告です。

研究チームは、一流アスリート20人を低炭水化物食グループ（炭水化物10％・タンパク質19％・脂質70％）と高炭水化物食グループ（炭水化物59％・タンパク質14％・脂質25％）に分け、半年間の栄養指導を行い、半年後に運動負荷時の脂肪燃焼効率と炭水化物燃焼効率を測定しました。

その結果、**低炭水化物食グループのほうが、脂肪燃焼効率が2・3％も高く**、運動に必要なエネルギーを脂肪燃焼で賄《まかな》う割合も高く、**より高いパフォーマンスを達成**できることが明らかになっています。

さらに、低炭水化物食を実践した際に心配される、筋グリコーゲン（筋肉内に蓄えられているグリコーゲン）の枯渇《こかつ》も見られませんでした。ボレク教授は筋グリコーゲンを自ら合成した可能性があると示唆しています。

今後、スポーツ栄養学の糖質と脂質の摂取比率が見直されるかもしれません。

認知機能を低下させる食後高血糖を避ける

糖尿病が認知症のリスクになることは、かなり知られるようになってきましたが、糖尿病でなくても、**食後に血糖値が急上昇する「食後高血糖」も認知機能を低下させるリスクがある**ことは、まだあまり知られていません。

食事で糖質を摂取すると血糖値は一時的に上昇し、2～3時間以内に正常値（110mg／dℓ未満）に戻ります。しかし、**糖質を過剰に摂っていたり、インスリン（血糖値を下げるホルモン）が正常に働かなくなったりしていると、長時間、血糖値が下がらないままとなります**。この状態が**食後高血糖**です。

食後高血糖と認知機能低下との関連を示すのが、ARIC研究（アメリカで1万5792人を対象に平均15年間、追跡調査したアテローム性動脈硬化症に関するコホート研究）のデータをもとに、ジョンズ・ホプキンス大学のエリザベス・セルビン准教授らの研究チームが検討した認知機能と血糖コントロール、食後高血糖について検討した研究報告です。

研究では、血糖値検査のひとつである「1.5-Anhydroglucitol（アンヒドログルシトール）」の数値が10μg／mℓ以上と未満の2つのグループに分け、20年後の認知機能の低下度合いを比較しています。その結果、食後血糖値が高かったグループは20年後に認知能力が低下するリスクが19％上昇していたそうです。

食後高血糖をいかに抑えるかは糖尿病の予防だけでなく、認知機能の低下予防にもつながることが明らかになりました。

食後高血糖を抑えるもっともシンプルな方法は**食べる順番を変えること**です。たったそれだけと思われるかもしれませんが、**野菜や肉や魚などタンパク質のおかずを先に食べ、最後にごはんだけを食べるようにすると、食後血糖値の上昇がゆるやかになります。**特に、野菜を先に食べる「野菜ファースト」は、日本糖尿病学会もすすめる、エビデンスのある食べ方です。

食べる順番を変えるだけで認知機能低下のリスクが下がるのですから、ぜひ試してみてください。ただし、早食いは効果が出にくいので、よく噛んでゆっくり食べるよう心がけましょう。

おやつを食べるなら昼

おやつはタイミングに注意

甘いデザートが脳をボケさせるのは、スイーツに含まれる糖質が血糖値を急上昇させるためです。**甘いデザートばかり食べていると、血糖値を下げるインスリンの働きが悪くなる「インスリン抵抗性」が生じ、それが糖尿病、脂肪肝、認知症など深刻な病気をもたらす**ことになります。

血糖値を上げる代表的な食材、砂糖の消費量は加工食品の普及とともに増え、それに伴い、糖尿病、脂肪肝、認知症も急増しています。

とはいっても「甘いデザートを食べるときの幸福感をやめられない」人はたくさんいます。ただ、「食べちゃダメなんだけど……」と罪悪感を抱きながら食べるのはあまりいいことではありません。

であれば、健康への影響が少ない食べ方を心がけてはいかがでしょうか。

名古屋大学大学院の小田裕昭《ひろあき》准教授らの研究チームは、**昼間にスイーツを食べ**

るとインスリン抵抗性が起こりにくい可能性があることを発表しました。

研究チームは、ラットの実験で、高ショ糖食を昼のみ摂取するグループ（A）、高ショ糖食を24時間自由に摂取するグループ（B）、高でんぷん食を昼のみ摂取するグループ（C）、高でんぷん食を24時間自由に摂取するグループ（D）に分け、1カ月経ったあとで血液中の脂質と肝臓の脂肪量をチェックしました。

違いがあったのはAグループのみで、血液中の中性脂肪が有意に減少し、肝臓に蓄積する脂肪の減少が見られました。ちなみに、高でんぷん食では脂質代謝の差はありませんでした。つまり、**日中にショ糖（砂糖）を摂ることは脂質代謝の改善に影響していたのです。**

おそらく、摂取時間を制限したことが関連しているのでしょう。最新のアルツハイマー病の治療法「リコード法」でも、毎日12時間以上の絶食を指導しています。**食べない時間を設けることは、脂質代謝だけでなく、認知機能の改善にも役立つ**可能性があります。

朝は王様、夜は貧者

朝しっかり食べて、夜は軽くすませよう

イギリスの古い諺《ことわざ》に、太らないためには「朝は王様のように食べ、昼は王子のように食べ、夜は貧者のように食べよ」というものがあります。

これは**糖尿病患者の血糖値コントロールにも有効**です。イスラエル、テルアビブ大学のダニエラ・ジャポビッチ博士とスウェーデンのルンド大学のボー・アレン博士らの研究チームは、糖尿病患者18人を、高カロリー朝食・通常カロリー昼食・低カロリー夕食のグループ（A）、低カロリー朝食・通常カロリー昼食・高カロリー夕食のグループ（B）に分けて1週間その食事を続けてもらい、8日目に朝昼夕の食事前後の血糖値とインスリン分泌《ぶんぴ》を調べました。

すると、AグループはBグループに比べて、食後血糖値が平均で20％低く、インスリンの分泌も平均で20％低いことがわかりました。まさしく、**朝は王様のように豪華に、夜は貧者のように質素に食べたほうがいい**ということになります。

コラム2

いますぐ禁煙 タバコは百害あって一利なし

これはもう常識になりましたが、タバコによる健康被害は脳だけでなく全身に及びます。

ＣＯＰＤ（慢性閉塞性肺疾患《まんせいへいそくせいはいしつかん》）、がん、動脈硬化による心筋梗塞や脳卒中、胃潰瘍《いかいよう》など生活習慣病に関わっていますが、アルツハイマー病の大きなリスク要因にもなります。

タバコが健康被害をもたらす理由は明白で、タバコに含まれるニコチンや一酸化炭素が全身の血管にダメージを与えるからです。現在、喫煙《きつえん》している人はいますぐ禁煙しましょう。

では、最近はやっている電子タバコはどうでしょうか。登場して間がないので、アルツハイマー病との関連はまだデータがありません。しかし、認知機能が低下する危険性を考えると、「吸わない」ほうが賢明です。

タバコによるニコチン依存症は病気として認められているので、条件を満たせば、健康保険を利用した禁煙治療が受けられます。

高タンパクな朝食

朝食を抜くと甘いものが食べたくなる

朝食を食べないと昼食や夕食で「むちゃ食い」しがちなのですが、最近の研究でそのメカニズムが明らかになりました。

アメリカ、ミズーリ大学医学部のヘザー・ヘルテル博士らの研究チームは、健康な20人の女性を、朝食を欠食（A）、低タンパクの朝食（B）、高タンパクの朝食（C）を食べる3つのグループに分け、それぞれの朝食を6日間続け、7日目の朝食後にどれくらい甘い物や高脂肪食を欲しているかを質問しました。その際、血液中のドーパミンの代謝産物も測定しています。ドーパミンは欲求が満たされたことによる快感で分泌され、嗜好品への欲求を支配するホルモンです。

実験の結果、**朝食を食べた2グループは甘い物への欲求が劇的に低下**していました。さらに、高タンパクのCグループでは高脂肪食品への欲望を抑制する作用があったそうです。**肥満予防にはタンパク質豊富な朝食がおすすめ**です。

コラム3

コミュニケーションは
脳を若返らせるカンフル剤

2020年に新型コロナウイルス感染症（COVID-19）が蔓延《まんえん》し、感染予防のために外出や会食の自粛《じしゅく》が促されました。感染予防のために人と会うことや外出を自主的に控えている方もたくさんいらっしゃいます。感染予防という意味ではいいことなのですが、人と会う機会が減ると、認知機能の低下を招くことになるので、引きこもりによる認知症の増加が心配されます。

実は、脳がもっとも活性化するのは、人とコミュニケーションをとっているときとされていて、それを示す研究報告はいくつもあります。

オランダ、アムステルダム自由大学医療センター精神科の研究によると、一人暮らしや未婚で家族や友人からの援助がなく、孤独感のある人は、そうでない人に比べて認知症の発症率が2.4倍も高いことがわかっています。

直接会って話すことができないときには、電話やテレビ電話などを活用して、コミュニケーションをとるようにしましょう。

子どもの朝ごはん

朝ごはんを食べると成績がアップする!?

実は、**子どもの頃の栄養状態の問題が、中高年期以降の肥満や糖尿病、認知症などの生活習慣病を引き起こす可能性**があります。最近は、学校給食のあり方を見直す地域が増えていて、とてもすばらしいことだと思っています。

子どもの食は非常に重要です。イギリス、カーディフ大学のハンナ・リトルコット博士らの研究チームは、9～11歳の小学生5000人を対象に、朝食の質や量と学業成績や認知機能の関連を検討しています。

すると、**朝食を食べる生徒は食べない生徒に比べて、平均以上の成績を達成する確率が2倍以上**にもなっていたのです。

その一方で、朝食にお菓子やポテトチップスなどを食べていた子どもが5人に1人いることも判明しています。朝食を食べたほうがいいことは間違いありませんが、なんでも食べればいいということではなく、質も考慮しましょう。

コラム4

適度に体を動かそう 運動が脳を活性化する

運動が認知症予防に効くことを示す研究報告はいくつもあります。日本の国立長寿医療研究センターが行った調査では、軽度な認知障害がある被験者に週2回、90分の有酸素運動を行ってもらうと、認知機能が維持または向上し、脳の萎縮がストップしていたそうです。

また、フィンランドで行った調査では、週に2回、20〜30分運動している人は、まったく運動しない人に比べて、認知症の発症リスクが3分の1とかなり低い結果が出ています。

さらに、アメリカ、ピッツバーグ大学の研究では、55〜80歳の健康な男女が有酸素運動を行うと海馬の体積が増えることが明らかになり、話題を呼びました。それまでの「成人の脳は成長しない」という常識を覆したからです。

いまのところ、「1日30分程度の有酸素運動が認知症予防に効果的」というのが定説になっています。毎日の散歩がおすすめです。

食物繊維と質のよい睡眠

ぐっすり眠れるかどうかは夕食しだい

睡眠時間は脳のお掃除タイム。眠れないでいると脳の老化はどんどん加速します。ボケないためには睡眠をとることがとても重要です。

さらに、睡眠は時間だけでなく「質」も考慮しましょう。睡眠時間が十分にとれていたとしても、質の悪い睡眠だと健康効果が期待できません。

個人的な経験からも、**夕食の内容が睡眠の質に影響を与える**ことを感じていましたが、アメリカ、コロンビア大学のマリー・ピエール・オンジュ博士らの研究チームが発表した、「夕食の食物繊維や飽和脂肪酸、糖質の量が睡眠の質に影響を及ぼしている」という研究報告を読み、納得しました。

研究チームは、標準体重の成人男女26人（平均年齢35歳）を対象に、糖質や脂肪酸、食物繊維などの量が管理された食事を4日間続けてもらい、3日目には睡眠ポリグラフィという測定装置で客観的な睡眠データをとりました。この間の1日の平均睡眠時間は7時間35分です。

5日目は自由な食事を摂らせ、3日目と同様に睡眠データをとり、両方の睡眠の質を比較検討したところ、**食物繊維の摂取量が多いと質のよい睡眠がとれること**が明らかになりました。

その一方で、飽和脂肪酸や糖質の摂取量が多いと睡眠の質が悪くなることもわかりました。特に、**糖質が多い場合は睡眠の途中で覚醒が多く**、まとまった質のよい睡眠がとれていなかったのです。

ぐっすり眠るためには、食物繊維が豊富で、あぶらっこくなく、糖質控えめの夕食を食べることをおすすめします。特に、夜遅くに食事をするときは、ごはんやパン、めんなどの主食は避けて、豆腐や納豆などタンパク質の多い植物性食品を中心にするとよいでしょう。

甘いもの断ちしたいときにはストレス対策

ヒトは飢餓《きが》を経験したり、過度なストレスを受けたりすると、無性に甘いものが食べたくなることが、これまでの研究でわかっています。

そのメカニズムの解明につながる研究結果が、愛知県にある生理学研究所の箕《みの》越靖彦《こしやすひこ》博士らの研究チームによって明らかになりました。

脳の視床下部にあるCRHニューロンと呼ばれる、**ストレスに反応する神経細胞が活性化すると、動物は脂肪ではなく炭水化物を選ぶ**ことが、マウスの実験でわかったのです。

研究チームが、マウスを飢餓ストレス下に置くために絶食させ、CRHニューロンが活性化したときに、脂肪食と炭水化物食のどちらを選択するかを調べると、炭水化物食を選択したのです。さらに、マウスに遺伝子操作を行い、CRHニューロンを活性化させる酵素を常にスイッチオンの状態にすると、飢餓状態に陥らなくても炭水化物食を選択し、肥満になってしまいました。

逆に、この酵素を抑制すると、飢餓状態でも炭水化物食を選ぶことがなく、脂肪食を選択しました。

今回の研究報告で、炭水化物を好む欲求をもたらすニューロンが特定されました。ＣＲＨニューロンはストレスを感じたときに、抗ストレスホルモンであるコルチゾールの分泌を促す神経細胞です。飢餓状態やストレス下でエネルギー源として利用しやすい炭水化物（糖質）を欲するのは、おそらく、生存に有利であるという生物学的選択が影響しているのでしょう。

ストレスのないマウスは脂肪食を選び、肝臓で認知症予防に役立つケトン体を合成するケトン体質となり、ストレス下にあったマウスは炭水化物食を選び、脳にダメージを与える糖質をエネルギー源とする糖質体質になりました。

脳をボケさせないためには、ふだんからケトン体質を維持したほうがいいに決まっています。炭水化物（糖質）への欲求を抑え、脂肪食を選ぶには、まずストレスを減らすことが大切です。

テレビのおともはポテトチップス以外で

ポテトチップスを片手に、寝椅子《カウチ》でくつろぎながらテレビを観る……。こんな過ごし方が最高！ という人は、ボケやすいので要注意です。

ポテトチップスは脳の炎症を招くオメガ6系脂肪酸やトランス脂肪酸の宝庫ですし、テレビの視聴時間が長いほうが生活習慣病になりやすいという研究報告もあります。どちらも、脳と体にダメージを与えることは間違いありません。

さらに、こんな研究報告があります。カナダ、ブリティッシュコロンビア大学のサンジョイ・ゴーシュ博士らの研究チームは、マウスに**オメガ6系脂肪酸を多く摂取させると行動が怠惰《たいだ》になる**ことに着目し、欧州21カ国の女性を対象に、不飽和脂肪酸の摂取量とテレビの平均視聴時間、糖尿病との関連を調べました。

すると、オメガ6系脂肪酸の摂取量が多い10代前半の女性はテレビの視聴時間が長い傾向が！ オメガ6系脂肪酸が豊富なポテトチップスは危険なおやつです。

コラム5

ストレスは避けよう
脳へのダメージは想像以上

アメリカ、ジョンズ・ホプキンス大学の研究によると、ストレスが脳に大きなダメージを与え、認知症のリスクを高めることがわかっています。

研究報告によると、血液中のコルチゾール（ストレスを感じたときに分泌されるホルモン）の濃度が高い人は、コルチゾールの数値が正常な人に比べて、記憶力や思考力のテストで低いスコアになっていました。

しかも、血液中のコルチゾールの濃度が高い人は、脳が萎縮していることも明らかになったのです。この傾向は女性に顕著《けんちょ》だったとのこと。

この調査では、どの程度のストレスがどのくらい続いたのかを確認することはできないのですが、ストレスが大きい人のほうが、脳のダメージが大きく、認知機能が低下しやすいことが明確であることがわかります。

自分がイヤだなと思うことは、できるだけ避けてストレスをため込まないようにしましょう。

サプリより食事

高齢期のカルシウム不足は食品から

面倒だからとサプリメントを食事代わりにしている人はいませんか。

食事が摂れないときにサプリメントで栄養を補うぶんにはいいのですが、サプリメントを摂っていれば食事をおろそかにしてもいいということではありません。

実際、病気予防に役立つ栄養素をサプリメントで補うことに警鐘を鳴らす研究者もいます。

スウェーデン、イェーテボリ大学の精神神経疫学部門のユルゲン・カーン博士らの研究チームは、認知症のない70～92歳の女性700人を対象に、5年間の追跡調査を行い、**カルシウムサプリメントと認知症の発症リスクとの関連性**を調査しています。

観察期間中に認知症を発症した59人を調べると、カルシウムサプリメントを摂っていないグループでは602人中45人（7・5％）が発症したのに対し、カルシウムサプリメントを摂っているグループでは98人中14人（14・3％）と、約2倍の認知症リスクがあることがわかりました。

さらに脳卒中を経験した108人に限れば、認知症の発症リスクはなんと6・77倍にまで上昇していたのです。

カーン博士は、サプリメントの摂取で血液中のカルシウム濃度が上昇することにより、脳の病変部において血液が固まりやすかったり、神経細胞が壊死《えし》しやすかったりするのではないかと推察しています。

カルシウムなどのミネラルは過剰に摂ると体内に蓄積して弊害をもたらします。これはビタミンA、ビタミンD、ビタミンE、ビタミンKなど脂溶性ビタミンも同じです。何事も過ぎれば毒になります。ミネラルや脂溶性ビタミンをサプリメントで摂るときには**過剰摂取に注意**しましょう。

カルシウムについては、食事で摂るほうが安心です。

ボケない食べ方㉗ ●●●●● 加工食品よりも自然食品

不自然な食べ物が脳をボケさせる

いまの日本の食は便利になりました。忙しい現代人にとって、24時間あいている店があり、日持ちのする加工食品や弁当などがいつでも手に入るのは、とても便利でありがたいことかもしれません。

ただ、その一方でこうした「便利な食」が私たちの脳を老《ふ》けさせ、アルツハイマー病へと導きやすくなっていることを知っていただきたいのです。

加工食品は高度に加工された食品の代表です。**長期間日持ちする不自然な食べ物であり、さまざまな食品添加物が使用されています。**

食品添加物は、「安全な量が定められているので心配ない」と言われていますが、そのデータは動物実験をもとにしたデータです。

しかも、摂取許容量は個々に計算されたものであり、複数の食品添加物を摂ることのリスクはわかっていません。

また、**果糖ブドウ糖液糖（212ページ）やトランス脂肪酸など、脳の炎症を促す危険な食品添加物**が使用されていますし、少量であれば問題ないと発がん性のある物質も認可されていて、安心であるとは言い切れません。

加工食品をすべて避けることは、いまの日本では現実的ではありません。せめて、脳へのダメージを考えて、数え切れないほどの食品添加物が使用された危険な加工食品はできるだけ避けるようにしましょう。

危険な加工食品かそうでないかを見分けるには、**食品のパッケージに記載されている原材料をチェック**することをおすすめします。原材料は分量が多い順に記載されていて、食品添加物は／（スラッシュ）以降にまとめられています。

スラッシュ以降に、**果糖ブドウ糖液糖、植物油脂、食用精製加工油脂、マーガリン、亜硝酸《あしょうさん》ナトリウム、亜硫酸《ありゅうさん》ナトリウムなどが入っている場合は、認知症やがんのリスクにつながります**。これらが入っている加工食品はできるだけ避けたほうが安心です。

ボケない食べ方㉘ 自分で料理をつくる

料理は脳トレ＆食べるもので認知症予防

加工食品を控えると、必然的に自分で料理をすることになります。**自炊することとは、食べる脳トレ**であり、頭を使う脳トレにもなり、一石二鳥です。

食べる脳トレとは、**脳を活性化する食材を食べることによる効果**です。食べ物のなかには、抗炎症作用や抗酸化作用、デトックス作用を持つものがあり、脳のボケ予防に効く食材がたくさんあります。

自分で料理をつくれば、こうした食材を毎日の食事に取り入れることができます。具体的にどんな食材を選べばいいのかはＳｔｅｐ２を参考にしてください。これはまさしく「食べる脳トレ」です。

そして、**料理は頭を使う脳トレ**にもなります。料理する行程を思い浮かべてください。**冷蔵庫の中にある食材をチェックして、献立を考えてから不足している**

食材の購入など段取りを考え、買い物に行き、調理して、盛り付けて、テーブルセッティングをして、など考えることがたくさんあります。

献立を考えたり、買い物したりするのは脳を働かせるうえ、体も動かしています。調理するときは、湯を沸《わ》かしながら材料を切る、ごはんを炊きながらメインのおかずをつくる、煮込み料理をしながらまな板などの調理器具を洗うなど、いくつもの手順を同時にこなし、脳はフル回転しています。

さらに、包丁を使ったり、食材を炒めたり、調理は手を動かす作業の連続。この、**手を動かす動作も脳トレ**になります。

毎食、できあいのものですませていると、こうした脳トレを体験することができません。それに、加工食品によるダメージが心配です。

料理が苦手な人は、最初はごはんに刺身をのせる海鮮丼、ねぎやみょうがなど薬味をたっぷりかけた冷や奴、野菜を切ってドレッシングで和えるサラダなど、簡単なものから始めましょう。

料理の楽しさに目覚めたらしめたものです。

咀嚼回数が多いほど脳に刺激を与える

最近、咀嚼と認知機能の関係を示す研究結果がいくつも報告されています。なかには、よく噛んで食べることが脳トレになるという研究者もいるほどです。**高齢になって咀嚼力が落ちると、認知機能も低下する**ことを示す研究報告はたくさんあります。

咀嚼力の低下が認知機能の低下につながるのは、2つの理由が考えられます。

ひとつは、**咀嚼力が低下することで脳への血流が減少**してしまうことです。認知症の診断に用いられるSPECT（スペクト）検査は、脳の血流状態を調べるくらいですから、脳の血流低下は認知機能の低下に直結します。

2つ目は、**咀嚼力の低下による栄養状態の悪化**です。噛む力が弱くなると、かたいものが噛み砕《くだ》けなくなり、量もたくさん食べられなくなります。食欲の低下をもたらすため、栄養不足に陥ってしまいます。

脳を働かせたり、体を動かしたり、体内の細胞をつくったりするためには、食事から摂取する栄養が欠かせません。必要な栄養が不足すると、脳はガス欠状態に陥り、認知機能が低下してしまいます。

さらに、筋肉が減少して体力が落ちてしまいますし、免疫機能も低下して感染症にかかりやすくなってしまいます。

よく噛んでおいしく食事をすることは、ボケ予防だけでなく健康長寿には欠かせない、大事なことです。

早食いが習慣になっている人は、噛むことを意識して、ゆっくり食事をするようにしましょう。

そして、よく噛むためには丈夫な歯やあごが必要です。年をとって自前の歯が抜けてなくなってしまった……。ということにならないよう、若い頃から歯科医を定期的に受診して、むし歯や歯周病のチェックをしましょう。ふだんから食後の歯磨きなど、自宅で口腔をケアすることも大切です。

会話しながらの食事が認知症対策に

ふだん、食事をするとき、一人で食べていませんか?

一人暮らしだとしょうがないのですが、家族といっしょに住んでいるのであれば、できるだけいっしょに食べるようにしましょう。

脳がもっとも活性化しているのは誰かと食事をしたり、会話をしたり、コミュニケーションをとっているときなのです。

コミュニケーションが脳の老化を防ぐことは、さまざまな研究で明らかになっていて、認知症予防のキーワードになるくらい重要です。

人と会って話すことは、もっとも効率のよい脳トレと言われます。

会話をしているときは、相手を楽しませよう、喜ばせよう、不快な気持ちにさせないようにしなきゃなど、意識しなくてもいろいろなことを考えています。会話だけでなく、相手の表情や声のトーンなどから、返す言葉を瞬時に考えるのですから、脳はフル稼働することになります。

一人でする食事だと会話はありません。せっかくのおいしい食事なのですから家族といっしょに食べたいものですね。生活時間が違ったり、一人暮らしだったりする場合は、休日などに誰かといっしょに食事をする機会を設《もう》けましょう。

自宅で料理して食べるのが理想ですが、外食でもかまいません。食事をしながら会話を楽しむことが第一の目標です。

ひとつだけ注意していただきたいことは、相手は好きな人や会って楽しい人、という条件がつきます。むしろ、話してイヤな気分になる人との食事はお断りしましょう。楽しくない食事はストレスがたまります。このストレスが脳にダメージを与えるので、脳トレどころか脳をボケさせてしまいます。

脳を活性化させるのは、楽しく、おいしく、食事ができる人とのコミュニケーションです。ストレスフルな人間関係は続ける必要がありませんし、むしろ早めに整理しましょう。

コラム6

過度な引きこもりが脳をボケさせる

コロナ禍《か》以降、感染をこわがるあまり、自宅からほとんど出ない生活を送っている、外に出かけるのがこわいという風潮があります。もちろん、感染リスクが高い場所に出かけることは避けたほうがいいのですが、引きこもってしまうのも、それはそれでリスクがあります。

家の中で過ごすだけでは、運動量が減ってしまいますし、脳が受ける刺激も少なくなります。

筋肉が落ちてしまうと転倒や骨折をしやすくなって、寝たきりのリスクが高くなります。

脳が受ける刺激が少ないと、脳は考える機会が減り、サボってしまってボケてしまいます。

外出すれば、歩く時間が増えるので筋肉が維持できます。外を歩くと、目や耳からいろいろな情報が入ってきて、それが脳を刺激します。

マスクや手洗いなど感染予防に気をつけたうえで、散歩したり、人があまりいない公園で散策したり、感染リスクの低い場所に出かけましょう。

Step 2

脳と体を元気にする〝健康長寿〟な食べ物

ボケない
食べ物35

ココナッツオイル――中鎖脂肪酸が脳の老化を遅らせる

アルツハイマー病は「脳の糖尿病」「3型糖尿病」とも呼ばれます。

これは、アルツハイマー病が進行した患者さんの脳が、糖尿病を患《わずら》った人と同じように、糖をエネルギーとして利用できない状態に陥っているからです。

そんななか、**ブドウ糖に代わるエネルギー源としてケトン体に注目が集まり、アルツハイマー病を改善する効果が認められました。**

そのほかにも、ケトン体には**抗炎症作用、抗酸化作用、動脈硬化予防**など、さまざまなメリットがあることが次々と明らかになり、体内のケトン体合成を促して「ケトン体質」を手に入れることが、ボケ予防はもちろん、健康長寿のために有効であることが認知されつつあります。

ケトン体は体内の脂肪や中鎖脂肪酸を原料に、肝臓で合成されます。ココナッツオイルにはこの中鎖脂肪酸が豊富に含まれているため、認知症予防の食べる薬として一躍有名になりました。

世界で最初に、ココナッツオイルにアルツハイマー病の治療効果があることを報告したのは、アメリカ、フロリダ州の小児科医であるメアリー・ニューポート博士です。ニューポート博士の夫は若年性アルツハイマー病で、当時、すでに認知機能がかなり低下して日常生活を送ることが困難になっていました。

新薬の治験を申し込んだのですが、症状が進行していて参加資格を得ることができませんでした。なにか治療法がないか探し求めたところ、ある治験薬の主成分が中鎖脂肪酸であることを知り、**中鎖脂肪酸を含むココナッツオイルを1日に大さじ2杯、夫に摂取させたところ、目に見えて変化が現れた**のです。

ニューポート博士が夫が改善する経過を書籍にまとめたところ、アメリカでベストセラーになりました。ココナッツオイルは世界的に注目を集め、ケトン体についてのさまざまな研究が行われ、認知症予防だけでなく、生活習慣病や老化予防にも有効であることが明らかになったのです。

ケトン体は絶食したときやかなり厳しい糖質制限を行ったときに体内で合成されますが、それ以外にも、**原料である中鎖脂肪酸を摂取すること**で体内での合成を促すことができます。

中鎖脂肪酸を豊富に含む食品の代表がココナッツオイルです。どの程度、中鎖脂肪酸を含んでいるかは商品によって異なりますが、健康効果を期待する場合は中鎖脂肪酸の含有率が60％以上のものを選びましょう。

私がすすめるココナッツオイルの摂取方法は、温かいコーヒーに大さじ1杯のココナッツオイルを入れ、ミキサーなどで攪拌《かくはん》して飲む方法です。攪拌するとオイルが乳化（水分と油分が混ざり合うこと）して、カフェオレのような見た目と味わいになります。この**ココナッツオイルコーヒーを朝と午後3時頃に飲むと、ケトン体の濃度をちょうどよく保つことができます**。くれぐれもケトン体の合成を阻害する砂糖は入れないようにしましょう。

最近の研究では、脳血管性認知症もココナッツオイルで改善できる可能性が示されています。メキシコ国立自治大学のアルベルト・フリオ・アミルパス博士らの研究報告によると、脳虚血《きょけつ》に陥ったマウスにケトン体を投与すると、活性酸素の発生が抑えられて神経細胞がダメージを受けずにすんだそうです。ふだんからケトン体を合成できていれば神経細胞のダメージを抑えられるかもしれません。

ボケない食べ物❷

ココナッツミルク——吸収されやすく、アレンジしやすいのが魅力

劇的な効果が認められたココナッツオイルは、魅力的ではあるのですが、そのまま摂取すると下痢《げり》をしやすいという心配があります。また、オイルなのでそのまま飲むことに抵抗がある人もいます。

そのような場合におすすめなのがココナッツミルクです。ココナッツミルクはオイルに比べると中鎖脂肪酸の含有量は少ないのですが、**消化・吸収しやすいというメリット**があります。

また、カレーやスープ、煮込み料理、デザートなどさまざまな料理に使うことができるので、味わいを楽しめる点も魅力です。特に、**カレーは認知症予防効果のあるウコンもいっしょに摂れるため、認知症予防メニューとして最強**です。

ココナッツミルクは開封後あまり日持ちがしないので、使い切るぶんだけ購入するようにしましょう。冷凍することもできます。

青魚——抜群のボケ予防効果。エビデンスも十分

認知症予防で忘れてならないのが**青魚などに含まれるオメガ3系脂肪酸**です。オメガ3系脂肪酸の代表はEPA（エイコサペンタエン酸）とDHA（ドコサヘキサエン酸）で、**EPAは炎症を鎮める作用**があり、**DHAは神経細胞の膜に存在して認知機能に影響**を与えることがわかっています。

赤血球や脳の神経細胞をはじめ、すべての細胞の細胞膜は脂肪酸で構成されています。一般的に、細胞膜のオメガ3系脂肪酸が増えると細胞膜の流動性がよくなって機能が増し、オメガ6系脂肪酸が増えると逆に低下して炎症を起こしやすくなると言われています。

脳の神経細胞では**オメガ3系脂肪酸が増えると、認知機能が向上**したり、学校の成績がよくなったりするという報告があります。

ドイツ、シャリテ・ベルリン医科大学神経学のナディン・キュルツオウ博士ら

の研究グループは、健康な高齢者にオメガ３系脂肪酸を含むサプリメントを６カ月間投与したところ、認知機能が向上したと報告しています。

被験者は、２・２グラムのオメガ３系脂肪酸を含むサプリメントを６カ月間、毎日摂取していました。

ほかにも、アメリカ、イリノイ大学アーバナ・シャンペーン校のアロン・バーベイ博士らの研究チームは、アルツハイマー病を発症しやすいアポＥという遺伝子を持つ高齢者（67〜75歳）40人を対象に、次のような調査を行っています。研究チームは、血液中のオメガ３系脂肪酸の濃度を調べ、脳ＭＲＩ検査で脳の前帯状皮質の容量を測定して、認知機能を評価しました。

すると、**より高い血中オメガ３系脂肪酸の濃度を示した高齢者は、脳の前帯状皮質の容量が保たれ、認知機能も維持できている**ことが明らかになったのです。

前帯状皮質は感情の制御や性格、社会性に関わり、認知症で初期に出やすい症状のひとつです。

青魚はＥＰＡやＤＨＡの宝庫です。刺身で食べるとオメガ３系脂肪酸を効率よく摂取できます。保存しやすい、いわしやさばの缶詰もおすすめです。

亜麻仁油・荏胡麻油

――動脈硬化予防に胃がん予防効果がプラス

魚が苦手な人はαリノレン酸を多く含む植物油からオメガ3系脂肪酸を摂りましょう。**αリノレン酸は亜麻仁油《あまにゆ》、荏胡麻油《えごまゆ》などに多く含まれています。**

植物に含まれるαリノレン酸は、必要に応じて体内でＥＰＡやＤＨＡに変換されます。ＥＰＡやＤＨＡに比べると、体内で利用できる割合は低いのですが、魚に含まれる水銀などを心配する人は亜麻仁油や荏胡麻油を利用しています。

ちなみに、厚生労働省はまぐろやかじき、金目鯛など、水銀の含有量が多い体の大きい魚や底魚は、週２回以内（週に１００〜２００グラム以下）にすることをすすめています。

ＥＰＡやＤＨＡほどではありませんが、**αリノレン酸も認知症予防効果が確認**されています。亜麻仁油や荏胡麻油は加熱できないので、ドレッシングやジュースなどに入れて摂りましょう。

コラム7

ココナッツオイルプリングで歯周病予防

ココナッツオイルの利点は、中鎖脂肪酸だけではありません。強力な殺菌作用も注目されていて、特におすすめなのが、ココナッツオイルを用いたオイルプリングです。

オイルプリングとは、アーユルヴェーダの健康法のひとつで、オイルで口をすすぐことです。

ココナッツオイル大さじ1杯を口に含み、10～20分間、口の中でオイルを転がすようにクチュクチュとすすぎます。

すすぎ終わったらオイルはティッシュなどに出して、ゴミ箱に捨てましょう。寒い時期にはオイルが固まってしまう可能性があるので、洗面台などにそのまま流さないようにします。

ココナッツオイルプリングを行うと、歯の根元の深い部分にいる歯周病菌の数が減るという報告があり、歯周病の予防や改善に役立ちます。

そのほかにも、口臭の予防や改善、歯のホワイトニング、口元の筋肉がついて見た目が若返るといった効果があります。

牧草牛——牧草で育った牛には青魚パワーあり

一般的に、牛肉は肥満、高脂血症、動脈硬化などの危険因子になるとされ、過剰に食べないように言われています。ところが、**牧草を食べて育った牧草牛（グラスフェッドビーフ）にはオメガ3系脂肪酸が豊富**なことがわかり、肉食が生活習慣病の予防につながると話題を呼んでいます。

牛肉は育て方で肉の質が変わります。日本では、脂身たっぷりの霜降り牛肉をよしとする傾向があるので、高カロリーの穀物飼料を与え、狭い牛舎に閉じ込めて運動を制限して、**人工的に肥育させた穀物牛（グレインフェッドビーフ）**がほとんどを占めています。

軟らかく、脂身が多い霜降り肉は、すきやきやしゃぶしゃぶ、ステーキなどで人気ですが、その実態は筋肉組織に脂肪がたっぷりついた**メタボ牛**です。健康的な肉とは言えません。

一方、ニュージーランドでは**自然の中で放牧し、そこに生えている牧草を食べて育つ牧草牛**が主流です。もともと、ニュージーランドは無添加が基本で、野菜や畜産もすべてナチュラルに生産しています。有機栽培、有機飼育が農業と畜産の基本となっているのです。

ヒトの健康状態が食べるものや生活習慣によって左右されるように、牛肉の質も食べ方や育ち方で異なります。イギリス、ニューカッスル大学のカルロ・ライフェルト博士らの研究チームは、有機肉に関する67の論文をもとに、有機牛肉(牧草牛)に含まれる脂肪酸の特徴を調べています。

すると、**有機牛肉は穀物牛肉と比べて、含有するオメガ3系脂肪酸の量が平均50%も多い**ことがわかりました。オメガ3系脂肪酸は脳の炎症を鎮めて、認知症の予防に働くことがわかっています。

ボケ予防のためには、牧草を食べて育った牛肉を選びましょう。

肉・卵・乳製品——高齢になるほど重要なタンパク質

加齢とともに筋肉は減少します。高齢期に筋肉が減ると、歩行能力やバランス能力など運動機能が低下して、転倒や骨折をしやすくなり、そのまま寝たきりになって認知症へと進むケースが少なくありません。こうした**加齢による筋肉減少をサルコペニア**と呼びます。

サルコペニアは加齢が主な要因ですが、タンパク質不足も重要な要因であると考えられています。タンパク質は肉や卵、乳製品などに多く含まれています。これらをしっかり食べて、**タンパク質が不足しないようにすることが、サルコペニア対策**になります。

イギリス、ニューカッスル大学のヌノ・メンドンカ博士らの研究チームは、**高齢期に体の機能を保つためには、成人期よりも多くのタンパク質摂取が必要であ**

ると述べています。

研究チームは、健康な男女の高齢者722人（平均年齢85歳）を対象に、タンパク質の摂取量と、食事、入浴、身支度、トイレ、財政管理、買い物、社会活動参加など、日常生活においての障害の発生頻度との関連性を、5年間にわたって追跡調査しました。

その結果、対象者の28％でタンパク質の摂取量が、イギリス政府の推奨量を下回っていることが判明しました。さらに、より多くのタンパク質を摂っている高齢者は、より少ない高齢者より障害の頻度が少ないことも確認されています。

メンドンカ博士は、この研究から、**高齢者が日常生活の障害や介護を予防するためには、体重1キログラムあたり1グラムのタンパク質を摂取すべき**だと主張しています。

高齢者は肉や卵、乳製品などを控える傾向がありますが、筋肉を維持するためにもしっかり食べるようにしましょう。

フラボノイド——野菜や果物は複数の種類を組み合わせよう

フラボノイドとはポリフェノールの一種です。緑茶に含まれるカテキン、玉ねぎに含まれるケルセチン、りんごに含まれるプロシアニジン、ブルーベリーの色素成分であるアントシアニン、オレンジのフラバノン、大豆のイソフラボンなど、さまざまなフラボノイドが知られています。

これまでに確認された**フラボノイドの健康効果は、動脈硬化の進行を抑制する抗酸化作用、免疫力を整える作用、がん細胞の増殖を抑制する作用、神経の鎮静作用、血液をサラサラにする作用**などがあります。

さらに、毎日500ミリグラムのフラボノイドを食事で摂取すると、全死亡率のほか、心臓病による死亡率やがんによる死亡率が有意に下がることを、オーストラリア、エディス・コーワン大学のニコラ・ボンドンノ博士らの研究チームが報告しています。

研究チームが参加したのは、デンマークで行われた大規模で長期的なコホート研究です。具体的な研究内容は、調査開始時にがんや心臓病を罹患《りかん》していないデンマークの成人男女5万6048人（平均年齢56歳）を対象に、食事由来のフラボノイドの摂取量と全死亡率、心臓病による死亡率、がんによる死亡率との関連性を、23年間にわたって追跡調査しました。

調査結果を解析した結果、**フラボノイドの摂取量が多い人は少ない人に比べて、がんや心臓病で死亡するリスクが10%以上低い**ことがわかったのです。

さらに、1日にフラボノイドを500ミリグラム以上摂ると、全体の死亡率を下げる効果があることもわかりました。

特に**タバコを吸う人と、1日にアルコールを20グラム以上摂る人は健康効果が顕著に認められた**そうです。

500ミリグラムのフラボノイドは、日本茶1杯、りんご1個、オレンジ1個、ブルーベリー100グラム、ブロッコリー100グラムで十分に摂取できます。フラボノイドは種類ごとに健康効果が異なるため、**複数の食品から摂取すること**がより健康的な食べ方になります。

ウコン——神経細胞の増殖効果でアルツハイマー病予防

インドには認知症患者が少ないことから、カレーについての研究が進み、カレー粉に含まれる**ウコンの成分であるクルクミンに、認知症予防効果**があることはよく知られています。

さらに、最新の研究報告で、カレー粉にはもうひとつ、新しい注目の健康成分が含まれていることがわかりました。

ドイツ、ユーリッヒの神経科学研究所のホエルグ・フックレンブロイヒ博士らの研究チームは、**ウコンに含まれる芳香性ターメロン**の興味深い作用に注目して、次のような研究を行いました。

芳香性ターメロンには、もともとがん細胞の増殖を抑制する作用があることが報告されていましたが、さらに、神経再生で重要な役割を果たす**神経幹細胞に働**

きかけて、神経細胞の増殖を促す作用があることがわかっています。

アルツハイマー病や脳血管性認知症で認知機能が低下するのは、神経細胞が障害された結果です。もし、神経幹細胞が新たな神経細胞の増殖を促すことができるのであれば、認知症の治療や予防は大きく前進することになります。

研究チームは、まず神経幹細胞を試験管内で培養して、芳香性ターメロンを加えたところ、最大で80％の神経幹細胞が分裂と増殖を開始しました。

次は、ラットに芳香性ターメロンを注射して、脳の増殖細胞を調べたところ、神経幹細胞が存在する脳室の周囲や海馬の体積が増加していたのです。

記憶を司る海馬は、アルツハイマー病でもっとも神経の障害が確認される部位です。もし、**ウコンの芳香性ターメロンにヒトの神経幹細胞を分裂・増殖させる作用があれば、カレーでアルツハイマー病の症状を改善したり、予防**したりすることができるかもしれません。

ボケない食べ物❾

コーヒー——認知症予防のコーヒーは1日3杯まで

コーヒーには代謝を促してダイエット効果を高める、がんを抑制する、血糖値の上昇をゆるやかにするなど、さまざまな報告がありますが、認知機能低下の予防にも役立つことがわかっています。

オランダ国立公衆衛生環境研究所が行った疫学研究では、コーヒーを飲む人のほうが飲まない人よりも認知機能の低下が少ないことが明らかになりました。

研究チームが、フィンランド、イタリア、オランダの約700人を10年間追跡調査した結果で、**コーヒーを1日に3杯飲む人が、認知機能の低下がもっとも少なかった**そうです。

コーヒーに含まれている**クロロゲン酸には強力な抗酸化作用**があり、がんを予防する効果が注目されています。1日4杯以上飲むと効果が落ちるという報告もあるので、飲み過ぎないようにしましょう。

コラム8

薬の飲み方に注意
脳にダメージを与えることも

アルツハイマー病の要因のひとつである「有害物質」には、病気などの治療のために病院で処方される薬が含まれていることは、あまり知られていません。認知症の新しい治療法である「リコード法」の提唱者である、デール・ブレデセン博士が特に警告しているのは、逆流性食道炎の治療薬である「プロトンポンプ阻害薬」とコレステロールを下げる「スタチン」という薬です。

プロトンポンプ阻害薬は消化に必要な胃酸の分泌を抑制するため、脳が必要とするビタミンB_{12}や亜鉛の吸収を阻害してしまいます。

また、スタチンでコレステロールが下がりすぎるのもよくありません。脳が必要とする脂質ですから、低いほうがダメージになります。基準値より30㎎/dℓ程度高いくらいなら心配ありません。薬を飲む必要はないのです。不要な薬を長期間飲み続けることは、かえってアルツハイマー病を招きます。薬は賢く飲みましょう。

ボケない食べ物⑩

緑茶——1日2杯以上の緑茶が認知機能に効く

緑茶に含まれている**カテキンには、強力な抗酸化作用**があり、細胞のがん化を抑える、突然変異を起こした細胞を正常な細胞に戻す、ピロリ菌の活性を抑える、動脈硬化を予防するなど、さまざまな健康効果が確認されています。

さらに、**アルツハイマー病の要因のひとつであるホモシステインを抑制する作用**があることも報告されています。ホモシステインは酸化ストレスで毒性のある神経物質になるのですが、おそらく、**緑茶に含まれるカテキンの強力な抗酸化作用がこの酸化ストレスを抑制**するのでしょう。

東北大学医学部の研究では、**緑茶を1日2杯以上**飲んでいるグループは、1杯の緑茶を週に3回以下しか飲まないグループに比べて、認知機能の低下が少なかったそうです。70歳以上の高齢者1000人を対象とした研究ですから信憑性《しんぴょうせい》があります。

コラム９

睡眠は脳の掃除タイム　1日7時間以上眠ろう

脳はたくさんのエネルギーを使って働いていますが、エネルギーをつくったあとには残りカス、脳にとっての有害物質が生じます。

睡眠はこの有害物質を排出するための、大事な掃除タイムであることがわかってきました。

アメリカ、オレゴン健康科学大学のジェフ・イリフ博士によると、脳の神経細胞は眠っているときに少し縮むことにより、起きているときには存在しない細胞間のすき間が生じているそうです。

日中にたまった老廃物（有害物質）は、そのすき間を流れる脳脊髄液といっしょに、脳の外に排出されていることが明らかになっています。

ちゃんと眠らないと、老廃物の排泄がスムーズにできず、脳に有害物質がたまってしまうことになります。一般的には１日７～８時間の睡眠をとったほうがいいと言われています。７時間程度の睡眠時間を確保するようにしましょう。

ボケない食べ物⓫

赤ワイン――腸内環境を整え、記憶力低下を予防する

お酒好きの人にとっては夜の晩酌は楽しみのひとつ。適度な飲酒であれば問題ありませんが、「何を」飲むのかには配慮したいものです。

血糖値を上げないお酒は焼酎やウイスキーなどがありますが、私は多少糖質が含まれていても赤ワインをおすすめしています。

それは、**赤ワインに含まれるレスベラトロールというポリフェノールに、高齢期の記憶力低下を抑制できる可能性**があることが指摘されているからです。

アメリカ、テキサスA&Mヘルス・サイエンスセンター・再生医学研究所のアショク・シェティ博士らの研究チームは、レスベラトロールが脳の海馬に作用することに注目しました。

海馬は短期記憶を司っていますが、50歳を過ぎると機能が低下して、記憶力の低下やうつ傾向といった、加齢に伴う変化をもたらします。

研究チームは、高齢期のラットを、レスベラトロールを与えるグループと与えないグループに分けて、空間学習能力を比較しました。具体的には、円形プールを使った「水迷路」の実験で、レスベラトロールを与えたグループは簡単にゴールすることができましたが、与えないグループはゴールに到達するまでに多くの時間がかかってしまったのです。

そこで、ラットの海馬を調べ、新しくできた神経細胞の数を数えたところ、**レスベラトロールを与えたラットではなんと約2倍の神経細胞が生じている**ことがわかりました。さらに、海馬の微小な血管も増加していて、血流が確保されていることも明らかになっています。

何より、レスベラトロールを与えたグループでは、**脳の炎症が抑えられていた**のです。

これらの研究報告は、これまでの赤ワインは認知症予防に効くという疫学調査の結果を裏付けています。**ボケ予防を考えるとアルコールは赤ワインがおすすめ**です。ただし、くれぐれも飲み過ぎは禁物。1日2杯程度にとどめましょう。

ココア――アミロイドβの異常な蓄積を予防

もうひとつボケ予防に効くドリンクがあります。それはココアです。Ｓｔｅｐ１でも紹介した、世界でもっとも長生きしたと言われるフランス人女性、ジャンヌ・カルマンさんの好物はチョコレートで毎日食べていました。ココアもチョコレートも同じカカオ豆からできています。

カカオ豆の健康効果を示す研究報告はいくつもありますが、カカオ豆から抽出した**ココアにも、アルツハイマー病の予防効果がある**ことがラットの実験で証明されて話題を呼んでいます。

アメリカ、ニューヨーク市のマウントサイナイ医科大学のジュリオ・マリア・パシネッティ教授は、カカオ豆にポリフェノールが豊富なことに注目しました。

特に、ラバードという製法でカカオ豆を精製してできるココアパウダーには、**プ**

ロシアニジンという強力な抗酸化作用を持つポリフェノールが豊富に含まれています。

アルツハイマー病は、アミロイドβというタンパクが神経細胞に異常に蓄積して、シナプスの機能が障害されることで認知機能が低下します。

パシネッティ教授がスライスしたラットの脳にココアパウダーを加えると、シナプスの障害が緩和されていました。試験管の実験でも、**ココアパウダーはアミロイドβの異常な凝集を抑制する効果**が認められていたのです。

コーヒーが苦手な人はココアを飲むといいでしょう。ただし、甘い砂糖を入れるのはダメです。砂糖が添加されているものもおすすめできません。カカオパウダーを購入するときは、パッケージの原材料をチェックしましょう。

砂糖が入っていないカカオパウダーはそのまま飲むと苦いので、はちみつやメープルシロップなどを少し加えて飲むとよいでしょう。

ブロッコリー——腸の炎症を抑えて健康寿命を延ばす

ボケ予防におすすめの野菜の代表選手がブロッコリーです。ブロッコリーに含まれているインドールという物質には、**腸壁のバリア機能を助けて、炎症を抑える効果**があります。インドールは腸内の大腸菌が生み出す物質ですが、ブロッコリーやケールなどの野菜にも含まれています。

アメリカ、エモリー大学医学部のダニエル・カルマン博士の研究によると、マウスの腸内にインドールを生み出す大腸菌を移植すると、28歳という高齢になっても活動的で若々しさを維持できていました。インドールが腸内の炎症を抑えたことで腸内環境が若々しく保たれ、それが健康寿命を延ばす要因になったとカルマン博士は報告しています。

さらに、**ブロッコリーに多く含まれるビタミンB1と葉酸は、アルツハイマー病を予防する効果**が期待されています。

アルツハイマー病の患者さんはホモシステイン（代謝の過程で発生する毒性のある中間物質）の数値が高くなっているのですが、ビタミンB1や葉酸にはこのホモシステインを無毒化する作用があり、これらのサプリメントを摂取するとホモシステインの数値が下がり、症状が見違えるようによくなるケースが多々あることが報告されています。

ブロッコリーにはこの両方が多く含まれているのですから、ボケ予防には最適の野菜と言えます。

また、**芽の部分に含まれているスルフォラファンには非常に強い抗炎症作用と解毒作用があり、有毒物質の排泄や炎症の抑制にも役立つ**ことがよく知られています。スルフォラファンは未熟な芽に多く含まれているので、**効率的に摂りたいのであれば、含有量が多いスプラウトがおすすめ**です。

加熱するとスルフォラファンの合成が阻害されてしまいます。スプラウトであれば加熱せずに食べることができるので、スルフォラファンを効率よく摂ることができます。スルフォラファンの摂取が目的なら生のまま食べましょう。

パクチー——脳にたまった重金属の排泄を促す

パクチーは、日本名では香菜と言われ、独特の強い香りがあり、好き嫌いが分かれる野菜です。ほかにシャンツァイ、コリアンダーとも呼ばれ、タイやベトナム、カンボジアなど南アジア料理には必ずといっていいくらい登場します。

ビタミンやミネラルを豊富に含む優秀な野菜ですが、**水銀や鉛など重金属の排泄を促す作用があり、最強のデトックス野菜**と呼ばれます。動物実験では、生殖器や脳に蓄積した重金属（鉛）の排出を促す効果が確認されています。

サルモネラ菌やカンジダ菌の増殖を抑えるほか、**強力な抗酸化作用、インスリン抵抗性の解消などさまざまな健康効果**があり、積極的に摂りたい食材の代表です。アルツハイマー病予防の強い味方となるでしょう。

日本でも栽培されていて、スーパーなどで1年を通じて販売され、入手しやすくなりました。ふだんの食事に取り入れてみましょう。

コラム10

掃除のすすめ カビが脳にダメージを与える

アルツハイマー病のリスクであることが最近わかり、注目されているのが「カビ」です。

呼吸するときはカビやウイルスを空気といっしょに吸い込んでいます。鼻呼吸で空気が入り込むのは鼻腔《びくう》（鼻の穴から続く空洞のこと）です。鼻腔と脳はとても近い位置にあるので、脳へのリスクも高くなるのでしょう。

もちろん、カビのすべてが危険ということではありません。注意すべきは、浴槽や木の部分に生じやすい「黒カビ」です。

黒カビは比較的、目につきやすいですから、見つけたらすぐに、「こまめに掃除する」「換気をして湿気をとばす（ただし雨の日の換気はNG)」「結露などはこまめに拭き取る」など、防カビ対策をたてましょう。

カビはアルツハイマー病だけでなく、ぜんそくやアレルギー、発がんなどのリスクが指摘されています。必要があれば清掃業者に頼むなどして、除去するのが鉄則です。

玉ねぎの皮――細胞の老化を予防するケルセチン

加齢とともに細胞も老化していきます。基本的に、細胞は一定の周期で生まれ変わっているのですが、老いた細胞（老化細胞）は生理的機能が徐々に低下して、細胞分裂を行わず増殖できなくなった状態で体内にとどまります。

老化細胞は炎症性物質を分泌して、糖尿病、心血管疾患、がん、関節炎、認知症などの進行を加速すると考えられています。

アメリカ、スクリプス研究所のポール・ロビンズ博士らの研究チームは、老化細胞の細胞死プログラムが抑制されているため、細胞が機能できなくなったあとも**アポトーシス（細胞の自然死）が誘導されず、体内にとどまって老化を促進するる**メカニズムを研究しています。

研究では、老化細胞のアポトーシスのスイッチを入れる薬剤、わかりやすく言えば、老化細胞を除去する薬の開発に取り組んでいて、特に熱ショックタンパク質（ヒート・ショック・プロテイン／傷ついた細胞を保護・修復するタンパク質）を阻害する薬が有効であることに注目しました。

この薬剤を早老症のマウスに投与したところ、老化細胞の数が減少し、筋力の減少、歩行障害、骨粗しょう症などの加齢に伴う症状が改善したのです。

こうした健康寿命に関する長期的評価が必要な臨床試験は、ヒトでの実施が難しいのですが、老化細胞の蓄積によってもたらされる認知機能の低下や骨密度の低下などを評価することの重要性をロビンズ博士は主張しています。

老化細胞については、同じくアメリカ、メイヨークリニックのジェームズ・カークランド博士が、**食べ物にアポトーシスを誘導する薬理学的効果が認められるものがある**と紹介しています。

そのひとつが**ケルセチン**で、**玉ねぎの皮やりんご、サニーレタス、モロヘイヤ、ブロッコリーなどに含まれるポリフェノール**です。ケルセチンはさまざまな健康効果があることがわかっていますが、老化細胞を除去する作用もそれに一役買っていたのかもしれません。玉ねぎの皮を煮出して飲むと、ケルセチンを摂ることができます。

きのこ――軽度認知障害（MCI）のリスクが低下

きのこは傘状になっている子実体《しじったい》で、細胞外に分泌している酵素が、有機物を分解・吸収することで成長し、胞子で繁殖を繰り返します。食用になるものは300種類以上報告されていて、**抗菌・抗ウイルス作用、コレステロール低下、血糖値を下げる、血圧を下げる**といった健康効果が認められていて、漢方薬の原材料や健康食品として販売されているものもあります。

そしてさらに、**きのこは認知機能と関係している**という研究報告もあります。

シンガポール国立大学のレイ・フェング博士らの研究チームが、きのこを1週間に2回以上摂る高齢者は、軽度認知障害（MCI）を発症するリスクが低下したと報告して話題になりました。

フェング博士らの研究チームは、「食事と健康的な老化研究」に参加した60歳以上の健康な高齢者663人を対象に、きのこの摂取量と認知機能低下との関連を調査しました。すると、**きのこを週に2回以上摂取する高齢者は、週に1回未満の高齢者と比べて、軽度認知障害を発症するリスクが57%も低い**ことが明らかになったのです。

これまでの研究で、認知症の患者は血液中のエルゴチオネインの濃度が健康な高齢者に比べて低いことが報告されています。

フェング博士は**きのこに含まれる抗酸化物質とエルゴチオネインが認知機能の低下を遅らせた可能性がある**と推察しています。

エルゴチオネインはヒトが体内で合成できないアミノ酸で、食事などで摂取する必要があります。しいたけ、まいたけ、はなびらたけ、えのきたけ、エリンギ、ヒラタケ、タモギタケなど、一般的に食べるきのこに含まれています。

認知機能の低下を避けるためには、毎日でも食べましょう。

ビルベリー——長寿遺伝子を活性化してボケ知らず

ビルベリーは主に北欧に生育する野生のブルーベリーで、その実には多量のアントシアニンが含まれています。

ビルベリーのエキスは網膜を健康にする作用があると言われていて、ヨーロッパでは昔から医薬品や健康食品に用いられてきました。

ビルベリーの**アントシアニンの含有量は一般的なブルーベリーとまったく違うので、ブルーベリーとは別物**と覚えておきましょう。

最近、ビルベリーに含まれるアントシアニンに、**長寿遺伝子のひとつであるサーチュイン6を活性化**する効果があることが明らかになり、ビルベリーが一躍注目されています。サーチュイン6は寿命や糖代謝、DNA修復、がん抑制などに重要な役割を果たしていることが報告されていました。

長寿遺伝子のなかで、サーチュイン1がぶどうの皮や赤ワインに含まれるレスベラトロールで活性化することは知られていましたが、サーチュイン6を活性化する薬剤や食べ物などは、それまで登場していませんでした。

ビルベリーのサーチュイン6への作用を発見したのは、東フィンランド大学のミナ・ラナスト博士らの研究チームです。

研究チームがビルベリーのエキスの成分を調べると、アントシアニンのなかでも**特に活性化作用が強いシアニジン**という成分が含まれていました。

シアニジンを、培養した大腸がん細胞に加えたところ、サーチュイン6が活性化し、がん抑制遺伝子の活性が3倍にまで上昇して**がん細胞の増殖が抑制された**のです。

サーチュイン6を欠損させたマウスは老化がすすみ、逆に活性化させたマウスは寿命が延びたことから、**サーチュイン6は哺乳類の老化や寿命を制御**していると考えられています。

全身が老化しやすいということは脳も老化しやすいということ。ビルベリーは目だけでなく脳の若返りにも効きそうです。

ボケない食べ物⑱

大豆・大豆製品――健康長寿の強い味方!

大豆はイソフラボンによる乳がんの予防効果がよく知られていますが、良質なタンパク質の供給源としても活用できます。

タンパク質は生命の維持に欠かせない栄養素で、**高齢期はより多くのタンパク質を摂取する必要があります。**

タンパク質には肉や魚、卵、乳製品などに多く含まれる動物性タンパク質と、大豆製品に多く含まれる植物性タンパク質があります。最近、タンパク質を摂取する際には、**動物性か植物性かということにもこだわったほうがいい**ことを示唆する研究報告が発表されました。

東フィンランド大学のヘリ・ビルタネン博士らの研究チームは、1984年から89年の間に心疾患に関する研究に参加した、フィンランドの中高年男性264

1人を対象に、栄養調査を実施しました。

調査の実施後、死亡が確認された1225人について、動物性タンパク質と植物性タンパク質の摂取バランスと死亡率との関連性を解析したのですが、動物性タンパク質の摂取比率がもっとも高いグループは、摂取バランスがちょうどいいグループに比べて、死亡率が23％も高くなっていたのです。

さらに、肉の摂取量がもっとも多いグループは、もっとも少ないグループに比べて死亡リスクが23％も高いという結果になりました。

タンパク質の摂取は重要ですが、肉ばかり食べればいいということではありません。**肉と魚は1対1のバランスで摂取し**（例えば週7日の間に肉3～4回、魚3～4回）、**大豆などの植物性タンパク質と卵をそれぞれ1日1回食べると、植物性タンパク質と動物性タンパク質のバランスが取れる**でしょう。

豆腐、納豆、豆乳など日本には大豆製品がたくさんあります。これらを毎日食べることがボケ予防になります。

ボケない食べ物⑲

卵——1日1個の卵で脳卒中の発症率が減少

私は**健康長寿のためには1日1〜2個の卵を食べる**ようすすめています。

かつてはコレステロールへの配慮から食べ過ぎないよう注意されたこともありましたが、2015年にアメリカで食事由来のコレステロールの摂取制限が削除されて以来、その健康効果が注目されています。

ちなみに、コレステロールの摂取制限がなくなったのは、コレステロールの摂取量と冠動脈疾患による死亡率の間に、それまで主張されていた関連性が実証されなかったためです。

それどころか、最近の研究では**卵に脳卒中を予防する効果や認知機能の低下を防ぐ作用があることが確認**されて、毎日食べたい健康食材へと躍り出ました。

特に注目されているのが**コリンとレシチン**です。コリンは神経伝達物質であるアセチルコリンの原料になり、レシチンはコレステロールの分解や排泄を促します。コリンはレシチンの原料にもなります。
コリンは鶏レバー、レシチンは大豆に含まれていますが、両方をダントツに多く含むのが卵です。特に黄身に多いことがわかっています。

コリンやレシチンには**アルツハイマー病の発症を予防するだけでなく、健康な高齢者の記憶や言語の機能に関与している**可能性が指摘されています。

東フィンランド大学のユルキ・ビルタネン博士らの研究チームは、コリンの機能に注目し、フィンランド在住の42〜60歳の、認知症を発症していない健康な男性２４９７人を対象に、コリンやレシチンの摂取量と、認知機能や認知症の発症の有無を約22年にわたり追跡調査しました。

調査期間中に３３７人が認知症を発症しましたが、**ホスファチジルコリン（レシチンの別名）の摂取量が多い男性は、少ない男性に比べて認知症の発症リスクが28％も低かった**のです。さらに、コリン、レシチンともに、摂取量が多いグループは少ないグループに比べて記憶や言語など、側頭葉や前頭葉の機能が高かったこともわかっています。

脳のためには卵を積極的に食べましょう。

ナッツ類――ナッツの摂取で体内の炎症が抑制される

脳を若々しく保つためには質のよい脂質が欠かせません。ココナッツオイル（中鎖脂肪酸）、青魚や亜麻仁油・荏胡麻油（オメガ3系脂肪酸）が代表的ですが、**ナッツも忘れてはならない脳に効く脂質が豊富な食材**です。

認知症の大きな要因が、脳の炎症であることがわかってきました。炎症を抑える食べ物は認知症の予防に役立つと言っていいでしょう。**ナッツにも炎症を抑える働きがある**ことが報告され、注目を集めています。

アメリカ、ブリガム・アンド・ウイメンズ病院のイン・バオ博士らの研究チームは、**アーモンドやくるみなどのナッツ類を多く摂取する人は、がんや心臓病の死亡率のほか、総死亡率が低い**ことを明らかにしました。

その後、さらに研究を行い、ナッツ類を摂る人は炎症性バイオマーカー（血液などに含まれる物質で、病気の変化や治療に対する反応に相関し指標となる）の数値が低く、炎症が抑えられていることを報告しています。

研究チームは、12万人以上の女性看護師を対象とした健康調査と、5万人以上の男性医療従事者を対象とした疫学調査を用いて、食事質問票で把握したナッツ類の摂取量と血液中の炎症性バイオマーカーとの関連を調査しています。

その結果、週に5サービング（カップ）以上のナッツ類を摂取する人は、ほとんど食べない人に比べて、CRP（C反応性タンパク）やIL-6（インターロイキン6）と呼ばれる、炎症性バイオマーカー（炎症の度合いを示す）の数値が有意に低いことがわかりました。

これらの数値が低いということは、体内の炎症が抑制されているということです。バオ博士は**ナッツに含まれるマグネシウム、食物繊維、Lアルギニン、抗酸化物質、αリノレン酸などが炎症を抑制**したのではないかと考察しています。

ナッツ類は口さみしいときのおやつにもなります。脳のためには、砂糖や小麦たっぷりの危険な甘いおやつではなく、ヘルシーなナッツをおすすめします。

ボケない食べ物㉑

唐辛子——習慣的に摂ることで動脈硬化を抑制!?

ピリリと辛い唐辛子《とうがらし》は、中南米が原産のナス科植物の果実あるいは、それらからできる香辛料の総称です。コロンブスが新大陸から持ち帰り、世界中に普及したと言われています。日本でも戦国時代から使用されていたという記録がありますが、最近はエスニック料理の普及や激辛ブームで消費が急増しています。

インドやタイなど暑い国で日常的に使用されているのは、**唐辛子に食欲増進の効果があり、発汗を促すことから、暑さ負け、いわゆる夏バテを防ぐ効果がある**からと言われています。

こうした健康効果は、唐辛子に含まれるカプサイシンという辛み成分の作用によるものです。口腔粘膜や腸粘膜にはカプサイシンの受容体が存在し、少量でもカプサイシンが口腔内や食道内に入ると、粘膜が適度に刺激されてだ液の分泌が増え、食欲が増進すると言われています。ただし、大量に摂取すると粘膜に強い刺激を受けて傷つくことがあります。

そんな唐辛子ですが、**定期的に摂取している人は、心臓発作や脳卒中の発症リスクが低く、健康長寿の傾向がある**ことがわかりました。

これは、イタリアのＩＲＣＣＳ研究機構の疫学部門、マリアラウラ・ボナッチオ博士らの研究チームが発表した研究報告です。

研究チームは、大規模な疫学集団研究であるモリサニ研究に参加した、健康な成人男女２万２８８１人を対象に、唐辛子の摂取頻度と死亡率との関連を約８年間にわたって追跡調査しました。

すると、**唐辛子を週に4回以上食べている人は、唐辛子を食べていない人に比べて、総死亡リスクが23%低かった**のです。

内訳は、心臓病が34%、虚血性心疾患が44%、脳卒中は66%と、脳卒中の死亡リスクがもっとも低いことがわかります。

唐辛子の摂取量が増えると塩分の摂取量が減る傾向があるので、減塩による健康効果が間接的な要因として作用しているのかもしれません。健康長寿の香辛料として活用しましょう。

ボケない食べ物㉒

しょうが——減塩に役立つ香辛料でがんも予防

唐辛子としょうがを組み合わせると、発がんが抑制されるという興味深い研究報告があります。

唐辛子は前項で述べたとおり、さまざまな健康効果が認められていますが、しょうがは唐辛子以上と言っていいくらいの健康効果があり、漢方では生薬《しょうやく》として多用されています。

しょうがはショウガ科の多年草で根茎《こんけい》を食材や生薬として用います。しょうが特有の辛み成分であるジンゲロールは、**血流を促進して冷えを改善したり、免疫力を高める作用**が報告されています。

唐辛子もしょうがもアジア料理で幅広く使われています。それぞれ薬効がありますが、**いっしょに使うとより健康的な食べ合わせになる**のです。

中国の河南大学薬学部のシエンナン・ゲン博士らの研究チームは、肺がんを発症しやすいマウスを用いて、カプサイシンとジンゲロールを与え、それぞれが肺がんの発症率に与える影響を調べました。

すると、カプサイシンのみを与えたグループは、すべてのマウスが肺がんを発症したのに対し、ジンゲロールのみを与えたグループの肺がん発症率はカプサイシンのみのグループの約50％と半分だったのです。

さらに、カプサイシンとジンゲロールの両方を与えたグループでは、カプサイシンのみのグループの約25％まで減少していました。

マウスのがん細胞を調べると炎症を伴っていたのですが、ジンゲロールのみを与えたグループではその炎症が抑えられていたのです。

しょうがに炎症を抑制する作用があることは明確です。激辛好みの人は**唐辛子といっしょにしょうがを摂ることで、さらに、炎症を抑制**できるでしょう。脳の炎症にも効果があると考えられるので、がん予防効果だけでなく、認知症の予防効果も期待できます。

皮付きりんごと緑トマト――高齢者の筋力低下を予防する

「1日1個のりんごで医者いらず」という有名なイギリスの諺がありますが、これはりんごにさまざまな健康効果があることを示しています。

最近の論文でも、1日1個のりんごは、血液中のコレステロールを下げるスタチン系の薬剤に勝《まさ》るほど、**心臓病による死亡率を下げる**と推察されています。

さらに、**りんごが高齢期の筋力低下の予防に有効**という研究発表がなされ、話題を呼んでいます。

アメリカ、アイオワ大学医学部のクリストファー・アダムス博士らの研究チームは、**りんごの皮**の成分のひとつであるウルソール酸と、**緑トマト**に含まれるトマチジンという成分に、飢餓によって生じる筋肉の消耗を抑制する働きがあることをつきとめました。

さらに、**加齢に伴う筋力低下の予防にもこの2つの成分が有効**であることを明らかにしたのです。

研究チームは、高齢のマウスに0・27%のウルソール酸もしくは0・05%のトマチジンを入れたエサを2カ月間与え、ふつうのエサを与えたマウスと比較しました。結果はウルソール酸を与えたマウスの筋肉量が9%増え、筋力は30%も増加していたのです。トマチジンを与えたマウスもほぼ同様で、筋肉量は10%増え、筋力は33%増加していました。

この2つの成分は化学構造が異なるため、異なる成分が同じ遺伝子に作用しているのではないかという仮説を立て、筋肉組織からその遺伝子を確定することに成功しました。さらに、この遺伝子を欠損させたマウスは高齢期になっても筋肉量が減少しなかったのです。

アダムス博士はこの遺伝子の研究が進めば、加齢性の筋肉減少を防ぐサプリメントや新薬を開発できる可能性があるとまとめています。まだ先のことになるでしょうから、それまでは**りんごの皮や緑トマトを摂取しましょう**。ただ、熟していない緑トマトはすっぱいので、りんごを皮ごと食べるといいでしょう。

牡蠣《かき》——亜鉛不足が血圧を上昇させる

牡蠣《かき》も積極的に食べたい食材のひとつです。海のミルクとも呼ばれる牡蠣は、ビタミンB群、鉄、タウリンなど現代人に不足しがちな栄養素が多く含まれていますが、特に注目されているのが亜鉛です。

亜鉛は私たちの体に必須のミネラルで、多くの臓器に存在して代謝に必要な酵素の活性を調節し、タンパク質の合成やDNAの転写にも関わっています。

胎児や乳児の発育や生命維持のほか、肝機能や認知機能などに重要な役割を果たしていて、不足すると、貧血、食欲不振、慢性下痢、免疫力低下など、さまざまな症状が現れることがわかっています。

最近は、**亜鉛不足が高血圧を招く**可能性が指摘され、注目を集めています。

アメリカ、エモリー大学のクリントリア・ウィリアムズ博士らの研究チームは、腎臓のナトリウム再吸収に重要な役割を果たす「塩化ナトリウム・トランスポーター（NCC／輸送分子）」が、亜鉛によってコントロールされていることに注目しました。マウスの実験を行い、亜鉛を除去したエサを与えるグループとふつうのエサを与えるグループに分け、マウスの血圧や尿中のナトリウム排泄量、NCCの活性を比べてみました。

すると、亜鉛不足のマウスは腎臓の尿細管のNCC活性が上昇し、腎臓でのナトリウムの再吸収が促されて、尿への排泄量が減少し、血液中のナトリウムが増えていました。その結果、血圧が上昇していたのです。

高血圧は動脈硬化を促進し、脳血管性認知症のリスク要因となります。

日本人は亜鉛が不足しているという報告がありますし、認知症との因果関係も報告されています。私のクリニックでは血圧が高かったり、認知機能や免疫機能の低下があったりする場合は、血液検査やオリゴスキャン（体内ミネラル・有害金属検査）で亜鉛が欠乏していないかをチェックするようにしています。

血圧が高めの人や認知機能の低下が気になっている人は、牡蠣やうなぎ、豚のレバーなど亜鉛が豊富な食べ物を積極的に食べるようにしましょう。

黒酢——認知機能の改善、血圧の安定に役立つ

酢には血圧を下げる効果があることがわかっていますが、酢のひとつである**黒酢に認知症の予防効果がある**ことが報告され、注目を集めています。

黒酢は玄米が原材料で、特に、鹿児島県でつくられている、黒い陶器の壺で1~3年かけて発酵・熟成させる製造法が有名です。**ふつうの酢に比べてアミノ酸が豊富**なことがわかっています。

黒酢と認知機能との関係を明らかにしたのは、鹿児島大学共同獣医学部の叶内《かのうち》宏明《ひろあき》准教授らの研究チームです。研究チームは、老化促進モデルマウス、特に学習・記憶障害、免疫機能不全、概日リズム睡眠障害を自然発症するマウスを使って次のような実験を行いました。

10倍に濃縮した黒酢を、濃度が0・25%になるように混ぜたエサを、最長で24週間与えたマウスと、通常のエサを与えたマウスで、空間学習機能を比較してい

ます。

結果は、ふつうのエサのマウスに比べて、黒酢を混ぜたエサのマウスのほうが、空間記憶障害の改善効果があることが確認されました。さらに、マウスの脳の遺伝子発現を調べると、黒酢を摂取したマウスでは、タンパクの異常な凝集を抑制する遺伝子が活性化していました。

アルツハイマー病の要因はアミロイドβというタンパクの異常な凝集と言われているので、**黒酢による認知機能の改善は、タンパクの異常な凝集を抑えた結果ではないか**と叶内准教授は推察しています。

黒酢はそのまま飲んだり、はちみつを加えて飲んだり、スムージーなどに混ぜると成分を有効に摂取できますが、そのほかにも、酢豚や鶏手羽の煮込みなど、料理の調味料としても活用できます。

コンビニエンスストアやスーパーなどで市販されている黒酢ドリンクもありますが、砂糖や果糖ブドウ糖液糖などが添加されているものが多いので、原材料をチェックして、これらが入っていないものを選びましょう。

ボケない食べ物㉖

ライ麦パン——糖尿病のリスクを抑えて脳を若返らせる

数年前、アメリカでベストセラーとなった『「いつものパン」があなたを殺す』（デイビッド・パールマター著／三笠書房）を日本語に翻訳して出版しました。著者のデイビッド・パールマター博士は、**精製された小麦が、ＡＤＨＤ（注意欠陥多動性障害）やうつなどの精神疾患、不眠、肥満や糖尿病などの生活習慣病、認知症などと関連している**と警鐘を鳴らしています。

その一方で、全粒粉パンやライ麦パンは栄養価が高いうえ、麦のうま味が味わえるため、健康意識が高い人々に人気があります。

確かに、全粒粉パンやライ麦パンの健康効果を示す研究報告がいくつかあるのも事実です。最近は、**ライ麦パンに糖尿病のリスクを減らす効果**があることが報告されて話題を呼んでいます。

国際がん研究機関（ＩＡＲＣ）のペッカ・ケスキラコーネン博士らの研究チー

ムは、フィンランド人の健康な男女15人を対象に、小麦パンを4週間食べたあと、全粒粉ライ麦パンを4週間食べたあとに血液検査を行い、血漿《けっしょう》中の代謝産物の量を比較しました。すると、**全粒粉ライ麦パンを食べたときには、セロトニン、タウリン、グリセロホスホコリンなどの濃度が、有意に低下**していたのです。

セロトニンは脳の神経伝達物質としてよく知られていますが、体内に存在するものの約90%は消化管の粘膜で合成されていて、脳内のセロトニンは全体の2%にすぎません。

腸内のセロトニンは蠕動《ぜんどう》運動を促し、過剰に分泌されると下痢を引き起こします。参考までに、下痢と便秘を繰り返す過敏性大腸炎では、セロトニンが過剰に分泌していると報告されています。

また、**腸内のセロトニンの過剰分泌は耐糖能異常をもたらし、糖尿病の発症リスクになる**という報告もあります。

ケスキラコーネン博士は**ライ麦パンを食べることで血液中のセロトニン濃度が低下して、糖尿病予防や整腸作用がもたらされる可能性を指摘**しています。パン好きな人にはライ麦パンをおすすめします。

オリーブオイル――認知機能の改善効果も期待できる

地中海食が生活習慣病や認知症を予防する食事であることは、数々の研究報告によって証明されていますが、その恩恵は、地中海地方に住んでいる人だけでなく、ニューヨークに住んで地中海食を食べている人にも現れています。

地中海食のどの食材に健康効果があるのかは、赤ワイン、魚介類、野菜などが報告されていますが、もっとも注目されているのが**「エクストラバージンオリーブオイル」**です。「エクストラバージン」とは一番搾りのことで、フレッシュなオリーブオイルには、**老化を抑制する抗酸化作用を持つポリフェノールが豊富**に含まれています。

そのほかに、認知機能を改善する効果があることも確認されています。

アメリカ、テンプル大学医学部のドメニコ・プラティコ博士らの研究チームは、マウスを用いた実験で、エクストラバージンオリーブオイルが「オートファジー（細胞が飢餓状態になったときに、不要なタンパク質を分解し、再利用に回す仕組み）」を活性化して、アルツハイマー病を改善することを確認しました。

オートファジーは日本人の大隅良典《おおすみよしのり》氏が発見し、ノーベル生理学・医学賞に輝いたことで話題になりました。

研究チームは、アルツハイマー病を発症するよう操作されたマウスに、1年間エクストラバージンオリーブオイルを与えて、空間認知機能の検査を行ったところ、ふつうのエサを与えたマウスと比べて、空間認知機能が有意に改善していました。

さらに、マウスの脳を分析したところ、エクストラバージンオリーブオイルを与えたマウスではオートファジーが活性化して、**アルツハイマー病を引き起こす異常なタンパクの蓄積が減少して、認知機能が改善**していたのです。

エクストラバージンオリーブオイルには、このほかにもさまざまな効果が確認されています。健康効果を丸ごと得たいのであれば、ドレッシングなどにして、加熱せず、そのまま摂るようにしましょう。

伝統的和食
――発芽玄米とみそ汁が脳を活性化する

アルツハイマー病を発症すると、睡眠や覚醒のリズムが乱れ、昼夜逆転を起こしやすくなります。症状が進んで見当識障害（いまがいつか［時間］、ここがどこか［場所］がわからなくなる状態）が加わると、夜中に徘徊するという、困った行動異常が起きるようになってきます。

アメリカ、カリフォルニア大学サンフランシスコ校、グラッドストーン研究所のジョルジュ・パロップ博士らの研究チームは、**介在ニューロンと呼ばれる神経細胞が、脳の概日リズムを制御する**働きを担っていることに注目し、次のような実験を行っています。

アルツハイマー病を発症するマウスの大脳皮質のニューロンを調べると、病気の進行に伴って脳の介在ニューロンの数が減少し、それに伴い、脳の概日リズムが崩れて記憶・学習などの認知機能の低下につながることがわかりました。

そこで、マウスの胎児の脳から介在ニューロンの源になる「胎児脳組織」を取り出し、アルツハイマー病を発症したマウスの脳に移植したところ、移植した組織片に存在した幹細胞が介在ニューロンに分化して、新たな神経回路を形成することに成功していました。

脳波を測定すると、アルツハイマー病で抑制されていたガンマ波が復活し、概日リズムが正常化するとともに、認知機能も改善していたのです。**概日リズムが改善したマウスの脳では、分化した介在ニューロンがGABA（ギャバ）という抑制性の神経伝達物質を合成**していたのです。

GABAは発芽玄米、漬け物、白みそなど、和食のメイン食材にも含まれています。介在ニューロンが分泌しているGABAと同じではないのですが、食材に含まれるGABAにも神経をリラックスさせる作用があります。

脳のリズムを保つには、発芽玄米に白みそを使ったみそ汁、漬け物といった伝統的和食をおすすめします。

野菜や果物のしぼりカス
――健康的なスナック食品をつくる！

ドーナツやケーキなど甘くてふっくらしたお菓子に使われているベーキングパウダーは、「ふくらし粉」とも呼ばれています。

ふくらし粉には、重曹《じゆうそう》が原料の「ベーキングソーダ」と、第一リン酸カルシウムや炭酸水素ナトリウム、コーンスターチが原料の「ベーキングパウダー」の2種類があります。どちらも炭酸ガスを発生させてお菓子を膨《ふく》らませます。

ベーキングパウダーのなかにはミョウバン（硫酸アルミニウム）を使用している製品もあります。アルミニウムはアルツハイマー病のリスクになることから、その安全性を心配する声もあります。

そんななか、**ベーキングパウダーの代わりに野菜や果物のしぼりカスを利用**することで、健康的な焼き菓子をつくる方法が開発されて話題を呼んでいます。

アメリカ、ワシントン大学のギリッシュ・ガニヤル博士らの研究チームは、コーンスターチににんじんのしぼりカスを混ぜることで、スナック菓子を膨張させる効果があることを発見しました。

研究チームは、コーンスターチ１００グラムに対して、にんじんのしぼりカスを5グラム、10グラム、15グラム加え、できあがった焼き菓子の膨張率、密度、溶解度、水の吸収率、微細な構造、カロテンの含有量などをチェックしました。するとと、しぼりカスを5グラム加えたものが、膨張率が最大で外観が優れているという結果になりました。

さらに、焼き菓子の味や食感にも影響を与えず、おいしく仕上がっていました。むしろ、**食物繊維や野菜の栄養素などが追加**されているので、より健康的な食品になっていると言えるでしょう。

健康のためにジューサーを活用する人が増えていますが、大量のしぼりカスをもったいないと感じると聞いたこともあります。この方法なら、しぼりカスを有効活用できるうえに、健康的な焼き菓子が食べられて一石二鳥ですね。

緑黄色野菜——神経を保護して認知機能の低下を抑制する

緑黄色野菜とは、にんじんやかぼちゃ、ピーマン、トマトなどβカロテンを多く含む野菜の総称です。厚生労働省が定めた緑黄色野菜の基準では、「原則として可食部100グラムあたりカロテン含有量が600マイクログラム以上の野菜」となっています。

緑黄色野菜に動脈硬化、がん、生活習慣病などを予防する効果があることは、多数の研究報告がなされていますが、認知機能との関連も報告されています。

なかでも、**緑黄色野菜に含まれるルテインという栄養素には、目の神経を保護する働きがあるのですが、脳にもよい影響を与える可能性が指摘**されて注目を集めています。

それは、アメリカ、イリノイ大学のナイマン・カーン博士らの研究報告で、網膜のルテイン濃度が高い人は、中年期において認知機能の加齢による低下がゆるやかであることが明らかになりました。

研究チームは、健康な25〜45歳の人を対象に、点滅光への反応から網膜のルテイン濃度を計測しました。脳の認知機能は注意力作業中の脳波を解析しています。注意力作業中とは、ランダムに右向きや左向きの矢印が表示されたとき、右向きの矢印にのみ注目する「フランカー課題」を解く作業のことです。

結果は、網膜のルテイン濃度が高い被験者は、年をとってもフランカー課題中の脳波が若者と同様のパターンを示し、脳の神経活動の加齢による低下が極めて少ないことがわかりました。

網膜と同じように、**脳内でもルテインが神経細胞を保護し、加齢による神経細胞の障害が抑制されたことで、中年期になっても若者と同じような注意力や集中力が維持できたのだろう**と、カーン博士は推察しています。

今回の調査で、脳の神経活動は中年期から加齢に伴い、変化することが明らかになりました。劣化をゆるやかにするためには、ルテインを多く含む緑黄色野菜をふだんから積極的に食べるようにしましょう。

野菜と果物

――野菜と果物を1日1皿増やそう！

健康のために野菜や果物を摂取するようすすめられるようになったきっかけのひとつが、1977年にアメリカで発表された「マクガバンレポート」です。

この有名なレポートは「**心臓病をはじめとするもろもろの慢性病は、肉食中心の間違った食生活がもたらした〝食源病〟であり、薬では治らない**」と結論づけて、7項目の食事改善の指針を打ち出しました。

簡単にまとめると、高カロリー・高脂肪の食品、つまり肉や乳製品、卵などの動物性食品の摂取量を減らし、**できるだけ精製されていない穀物、野菜、果物を多く摂る**よう勧告したのです。

さらに、**もっとも理想的な食事は、元禄時代以前の日本の伝統的な食事**であると明言しています。

その後、多くの疫学研究が行われ、野菜と果物の摂取は心臓病やがんの予防効果があることが明らかになりました。ただ、摂取量がどのように関係しているかについては、一定の見解はありませんでした。

そんななか、アメリカ、ハーバード大学のフランク・フウ博士らの研究チームが、これまでに公表された、累計83万３２３４人の参加者と５万６４２３人の死亡者を含む、16件の研究報告を総合的に分析し、野菜や果物の摂取量と、全死亡リスク、心血管疾患やがんの死亡リスクとの関連を調べて、その結果を発表しました。

すると、**１日の野菜や果物の摂取量が１皿増えるごとに、全死亡リスクが５％低下**することが明らかになりました。さらに詳しく検討すると、全死亡リスク減少のうち、４％は心血管疾患の死亡リスクの減少で、がんの死亡リスクとの関連は明らかになりませんでした。

野菜と果物の摂取量は、１日５皿までは、摂取した量と相関して全死亡リスクが直線的に低下していますが、５皿以上摂取してもさらなる減少は見られませんでした。**理想は１日５皿の果物と野菜の摂取ですが、まずは１皿増やすことから始めましょう。**

無農薬野菜——できるだけ農薬を使っていないものを選びたい

「マクガバンレポート」（170ページ）とは、アメリカの上院議員だったジョージ・マクガバンが当時の大統領の命令でアメリカの医療費増大の理由を調査し、それを解消するためにどうすればいいのかをまとめたものです。1977年に5000ページに及ぶ調査報告書が提出されました。

報告書は、当時、アメリカ人の主な死亡原因だった心臓病、がん、脳卒中などは間違った食生活による食源病であり、**薬や手術では医療費を減らすことはできない**と指摘しています。肉食中心で砂糖や食塩の摂取が多い食事を見直すことが必要だと、精製されていない穀物、野菜、果物を多く摂るよう勧告したのです。

マクガバンレポートの発表後、アメリカのがんは減少しましたが、新たに糖尿病の増加という問題が生じました。これは、精製された小麦や加工食品の摂取量が増えたためだろうと考えられます。マクガバンレポートが報告された当時、これらの消費量はそれほど多くなかったのではないでしょうか。

これからは、食品の質を気にする必要が出てきたと感じています。**野菜や果物、畜産物もすべて、どのような環境で育ったかでその質は変わります。**同じ野菜でも、大量の農薬と化学肥料が使われたものは、健康的な食材とは言い難《がた》いと思っています。しかし、残念ながら、いまの日本では農薬と化学肥料が使われた野菜が主流となっています。

体のことを考えれば、理想は農薬を使わず、植物の力を活かして育てる自然農法です。有機肥料も使わず、農薬や化学肥料に冒《おか》されていない本来の元気な土地で育てた野菜は農薬を使わなくても害虫がつかず、収穫後も腐ることなく枯れていきます。もちろん、おいしさやうま味もまったく違います。

一方、**農薬や化学肥料を使うと土の中の微生物が多様性を失います。そして、そのような土で育った野菜は害虫を駆除するためのフィトケミカルをつくらなくなってしまう**のです。便利さを求めて農薬や化学肥料に頼った結果、野菜そのもののおいしさや健康効果が失われてしまっているのはとても残念です。

生産者を応援する意味でも、**多少高くとも無農薬野菜をおすすめ**したいです。

ボケない食べ物㉝

生の果物

——果物をそのまま食べると認知症予防に

糖尿病は認知症の大きなリスク要因となります。**糖尿病を発症すると認知症になるリスクは2倍、寿命はなんと10年も短縮する**と言われています。

精製糖質が多い加工食品やファストフード、特に炭酸清涼飲料水などが糖尿病の発症リスクを高めていることはよく指摘されますが、果物については意見が分かれています。

糖質が多いから糖尿病の人にはよくないとする研究報告がある一方で、果物の食物繊維が糖尿病を予防するという研究報告もあり、結論はまだ出ていません。

そんななか、イギリス、オックスフォード大学のファイドン・デュ博士らの研究チームが、**「果物を生で摂取することが糖尿病の発症を予防する」**という研究報告を発表しています。

研究チームは、中国のカドリー・バイオバンク調査に参加した中国人48万25

91人を対象に、約7年間の追跡調査を行い、生の果物の摂取量と糖尿病の発症リスク、糖尿病の合併症のリスク、死亡率との関連を調べました。すると、生の果物をたくさん摂取するグループは、摂取量がもっとも少ないグループに比べて、糖尿病の発症率は12%、総死亡率は17%低くなっていたのです。さらに、すでに糖尿病を発症していた3万300人を解析すると、その数値はさらに高くなっていて、総死亡率は41%低く、合併症の発症リスクもすべて低下していました。

なぜ、生の果物が糖尿病の予防や改善に効くのか、メカニズムはまだわかっていませんが、生の果物が糖尿病予防に効果的であることがわかります。調査を行った地方が、血糖値が上がりやすいバナナやぶどうなどではなく、**食物繊維が多く血糖値が上がりにくいりんご、梨、オレンジなど**の摂取が多いことも関係しているのではないかと、デュ博士は推察しています。

生の果物にはフィトケミカルやビタミンなど、健康効果のある成分が豊富に含まれています。血糖値が上がりにくいものであれば、生で積極的に食べることをおすすめします。

玄米――白ごはんやめんより玄米やそばがおすすめ

最近、アジアでの2型糖尿病の増加が深刻な問題になっています。

2030年には、糖尿病の患者数が、中国は6350万人（45％増）、インドは8700万人（72％増）に達すると推察されています。

増加傾向にあるのは日本も同じで、07年には890万人だったのが、12年には950万人に増えていて、他人事《ひとごと》ではありません。

アメリカ、ハーバード大学ジョスリン糖尿病センターのウイリアム・シュー博士らの研究チームは、**アジアで糖尿病が増加した背景に、伝統的な食事から欧米型の食事に変わったこと**にあるのではないかと注目しました。

そこで、研究チームは、2型糖尿病の発症リスクが高いアジア系アメリカ人24人と白人16人を対象に、1日3食の伝統的なアジア料理とスナック菓子1種類を8週間にわたって自宅に届けました。

伝統的なアジア料理の内容は、炭水化物70%、タンパク質15%、脂質15%で、食物繊維は1日に33グラム含まれています。

8週間後の血液検査の結果は、どちらのグループもインスリン抵抗性が改善し、LDL（悪玉）コレステロールが低下していたのです。

さらに、9週目にアジア系アメリカ人20人と白人13人は低食物繊維の欧米型食事に切り替え、残りの7人はそのままアジア料理を続けたところ、欧米型食事に切り替えたグループはアジア人、白人を問わず、インスリンの効きが悪くなっていました。しかも、アジア人にその傾向が強く認められたそうです。

シュー博士は、**伝統的なアジア料理の豊富な食物繊維と低脂肪が、糖尿病の発症を抑える効果につながっていると推測**しています。

いまの日本食で食物繊維が不足しているのは、主食が玄米から精製した白米になったことも大きいと私は考えています。**100グラム中の食物繊維は、玄米ごはんは1・4グラム、精白米は0・3グラム**ですから、1日3回食べることを考えるとその差はかなり大きくなります。糖尿病予防のためには、主食を玄米にすることをおすすめします。

ボケない食べ物㉟

水溶性食物繊維——脳や腸の炎症を抑え認知症予防に役立つ

食物繊維は植物に含まれている難消化性成分の総称で、大きく水溶性と不溶性に分類されます。

かつては役に立たないものと考えられていましたが、最近は、腸内細菌によって分解されてエネルギー源として利用されることや、**食後の血糖値の上昇をゆるやかにする、コレステロールの吸収を抑制する、肥満を予防する**など、さまざまな健康効果が確認されています。

厚生労働省は食物繊維を18歳以上の男性は1日に20グラム以上、女性は18グラム以上摂取するようすすめていますが、現状は、平均で1日15グラムしか摂れておらず、摂取基準には届いていません。

食物繊維のすばらしいパワーがよくわかるのが、アメリカ、イリノイ大学のステファニー・マット博士らの研究チームらが発表した、次の研究報告です。

研究チームは、高齢期の認知機能低下や認知症の発症に脳の炎症が大きく関係していることに注目しました。そこで、腸内細菌が水溶性食物繊維を分解したときにつくる酪酸などの短鎖脂肪酸が、脳の炎症を抑制し、脳の老化を遅らせる可能性があることを動物実験で検証したのです。

実験は、高齢のマウスを水溶性食物繊維の含有量が多いエサを与えるグループと、少ないエサを与えるグループに分け、4週間後に腸と脳の炎症を比較しました。その結果、水溶性食物繊維の含有量が少ないグループは脳の海馬に強い炎症が生じていました。一方、多いグループは、腸内で酪酸などの短鎖脂肪酸がつくられており、脳の海馬の炎症も抑制されていたのです。

マット博士は**腸内の善玉菌が産生した短鎖脂肪酸が、ミクログリアという炎症細胞に作用して、脳の海馬の炎症を抑制**することが明らかになったと主張しています。

水溶性食物繊維は菊芋、玉ねぎ、オクラ、ごぼう、ヤーコン、にんにく、海藻などに多く含まれています。脳の炎症を抑えるためには、これらを積極的に食べましょう。

Step 3

脳にダメージを与える食べ物を避けよう！

ボケる
食べ物20

砂糖——甘味料は食事の味つけ程度に！

カフェオレや炭酸飲料、アイスクリーム、ケーキ、ドーナツなど、甘いお菓子は誰もが口にしたことがあるでしょう。好んで食べる方も多いのではないでしょうか。実はこれらに入っている**砂糖は、脳をボケさせる一大要因**です。

砂糖はブドウ糖と果糖から構成され、ショ糖と呼ばれる糖質です。サトウキビやテンサイなどを精製してつくられる代表的な甘味料です。

砂糖を摂ると血糖値（血液中のブドウ糖の量）は急上昇します。血糖値が高い状態が続くと血管の老化が進みやすく、動脈硬化が進行して、脳血管性認知症やアルツハイマー病のリスクが高まります。

認知症予防のためには、血糖値を上げるものを避けたほうがいいことは、健康情報に敏感な方にとっては常識と言ってもいいかもしれません。WHOは2015年に砂糖の消費量を総カロリーの5％未満に抑えるよう推奨していますし、健康のためには砂糖を控えたほうがいいことは明らかです。

ところが、いまだにスーパーやコンビニエンスストアには甘いお菓子が並べられていますし、テレビでは季節限定スイーツの新商品CMが流れています。甘いお菓子の人気は衰える様子がありません。

わかっていてもやめられないのが砂糖のこわいところですが、これには理由があります。なぜなら、**砂糖は薬物と同様、依存性をもたらす**からです。

デンマーク、オーフス大学のアン・ランダウ博士らが豚を用いて行った研究では、たった1回の砂糖水の摂取で脳内のオピオイド受容体とドーパミン受容体（モルヒネなどの薬物と同様、多幸感をもたらす神経回路）が変化して、さらに多くの報酬（砂糖水）を求めるようになる（依存性をもたらす）と推察しています。

この実験では、濃度25％の砂糖水2リットルを1時間、自由に飲めるようにした状態を12日間続けています。実験で使った砂糖水のかなり強烈な甘味は、甘いお菓子とは違いますが、砂糖の依存性はあなどれません。毎日のように甘いお菓子を食べているといずれやめられなくなってしまいます。依存性のある砂糖が入った甘いお菓子やドリンクは、できるだけ避けましょう。

ボケる食べ物❷

小麦——毎日のパンが脳にダメージを与える

小麦も砂糖と並んでボケる食べ物の代表です。小麦の主成分であるグルテンは腸に炎症を起こし、グルテン過敏症や**リーキーガット症候群（腸のバリア機能が低下して、未消化の食物や有害物質が血液中に漏れ出してしまう状態）**を引き起こします。グルテンに敏感に反応するグルテン過敏症は、アメリカでは総人口の5％程度、日本人はそれよりもっと低いと言われているので、それほど多いわけではありません。しかし、最近、**グルテンが腸のバリア機能にダメージを与え**、リーキーガット症候群や**アルツハイマー病のリスクを高めることがわかり、ほとんどの人にグルテンが有害**であると指摘されています。

小麦には依存性があるので、ふだんから食べ続けているとおなかが満たされてもまたすぐに食べたくなってしまいます。これは本当の食欲ではありません。食べ過ぎてしまうことになり、肥満を招いてしまいます。

小麦を使った食べ物、具体的にはパン全般、パスタ、めん類（中華めん・うどん・そうめんなど）、ケーキ、クッキー、ドーナツ、中華まんなど多岐にわたります。「和菓子なら大丈夫ですか？」と聞かれることがありますが、鯛焼きやどら焼きなどは小麦が使われているので、和菓子だったらなんでも大丈夫ということではありません。原材料をチェックして、小麦が使われているものはできるだけ避けましょう。それがボケ予防につながります。

小麦と砂糖が組み合わさった食べ物は一層危険です。小麦と砂糖の両方に依存性がありますし、どちらも**脳の炎症を誘発**します。アルツハイマー病の強力な引き金となり得るでしょう。「小麦粉を使った甘い食べ物」は、避けるに越したことはありません。具体的には菓子パン、ケーキ、クッキー、ドーナツなどです。

これらは誰もが好んで食べるものばかりです。最近では小麦と砂糖の危険性が認知されるようになり、健康のために控える人が増えてきましたが、それでも、糖質依存、小麦依存でやめられない人がたくさんいます。

甘い小麦を使った菓子を食べる前に、その一口が脳の炎症をもたらすことを思い出して、食べる頻度をできるだけ減らしましょう。

ボケる食べ物❸

トランス脂肪酸――脳の炎症をもたらす危険な油

トランス脂肪酸という危険な油をご存じでしょうか。脂肪酸の一種で、**マーガリンやショートニング、業務用の植物油脂などを加工**する過程で発生します。また、動物性脂質にも天然由来のトランス脂肪酸がいくらか含まれています。

トランス脂肪酸は動脈硬化のリスクを高めることがわかっていて、アメリカの食品医薬品局（FDA）は、全米薬学協会と全米科学アカデミーによる「トランス脂肪酸を摂る量はできるだけ少なくするべき」という提言を受け、2006年から**トランス脂肪酸の含有量を表示**するよう義務づけました。

アメリカでは、食品に含まれるトランス脂肪酸の量は、一人分で表示されており、食品一人分あたりのトランス脂肪酸が0・5グラム未満の場合には、含有量を「0グラム」と表示できます。

さらに、2015年にはトランス脂肪酸を含む「部分水素添加油脂」を「食用として一般的に安全とは認められない」と判断して、２０１８年6月以降は、食品への添加を原則認めない方針になりました。

ＷＨＯもトランス脂肪酸の摂取に警鐘を鳴らしており、トランス脂肪酸の摂取量を総エネルギー摂取量の1％未満に抑えるよう、目標値を設定しています。

ヨーロッパでもトランス脂肪酸の使用は厳しく規制されています。２０１９年に、欧州委員会は「消費者向けに販売される食品に含まれるトランス脂肪（天然由来のものを除く）は脂質１００グラムあたり2グラムを超えないようにすること」という規制を導入しました。２０２１年4月以降は、この規制を満たす食品だけが流通することになっています。

そんななか、日本では、トランス脂肪酸の摂取量がＷＨＯの目標値を下回っているからと、**トランス脂肪酸の含有量の表示を義務づけていません**。表示がないから、自分がどれくらいトランス脂肪酸を摂っているか把握できないのです。

脳へのダメージを避けるためには、マーガリンやショートニング、植物油脂が使われた加工食品をできるだけ避けることをおすすめします。

ボケる食べ物❹

キャノーラ油——学習能力や記憶力を低下させる!?

キャノーラ油は品種改良された菜種《なたね》からつくられる植物油で、安価で健康的な油として世界中で使われています。日本でも消費量は多く、**サラダ油などの原材料**としても利用されています。

そんな**キャノーラ油が学習能力と記憶力を低下**させ、体重増加を招くことが、マウスの実験で明らかになったという衝撃的なニュースが話題を呼んでいます。

実験を行ったのは、アメリカ、テンプル大学薬理学のドメニコ・プラティコ博士らの研究チームです。

研究チームは、通常のエサで飼育したアルツハイマー病を発症しやすいモデルマウスを、生後6カ月の段階で、通常のエサを与えるグループとキャノーラ油を添加（ヒトに換算してスプーン1杯＝15ミリリットル）したエサを与えるグループに分け、12カ月後に体重と認知機能を比較しました。

すると、キャノーラ油を添加したエサを与えたマウスは、通常のエサを食べたマウスに比べて、体重が18％も増加し、認知機能では作業記憶が低下していたのです。さらに、脳を解剖すると、作業記憶に必要な神経回路のシナプスが減少していました。

この実験結果も衝撃ですが、**日本で消費されているキャノーラ油の多くに、カナダ産の遺伝子組み換えがなされた原材料が使われ、健康上問題のあるノルマルヘキサンという溶剤で抽出されたキャノーラ油**であることも気になります。

キャノーラ油がなぜ認知機能に影響をもたらすのか、詳しいことはまだわかっていませんが、少なくとも、これまで健康的だとアピールされてきたことに疑問を抱かざるを得ません。

キャノーラ油は家庭でも外食産業でも活用されていて、毎日摂取している人がほとんどでしょう。動物実験とはいえ気になる結果です。**調理油には酸化しにくく、ボケ予防に効くオリーブオイルを使うことをおすすめ**します。

ボケる食べ物❺

大豆油——肥満をもたらす危険な油

大豆油は大豆の種子が原材料の植物油で、**サラダ油やマヨネーズ、マーガリンなどの原材料**として利用されています。大豆油の需要が増えたのは、飽和脂肪酸が心臓病の危険因子であると間違ったレッテルを貼《は》られ、植物油脂（不飽和脂肪酸）がすすめられた、1960年以降のことです。その消費量は増え、アメリカでは植物油消費量の3分の2を占めているほどです。

しかし、アメリカ、カリフォルニア大学リバーサイド校のフランシス・スラデック博士らの研究チームは、マウスの実験で**肥満を招く油**だと警告しています。

研究チームは、大豆油を与えるマウスと、飽和脂肪酸であるココナッツオイルを与えるマウス、2つのグループに分けて比較しました。

すると、**大豆油のグループはココナッツオイルのグループに比べて、体重が25%も増加**していたのです。

そのうえ、果糖を与えたマウスは、ココナッツオイルに比べて体重の増加は12%にとどまっていることを見いだし、大豆油がもっとも肥満をもたらすことが明らかになりました。健康的と考えられていた不飽和脂肪酸（大豆油）がもっとも不健康で、不健康だと否定した飽和脂肪酸（ココナッツオイル）がもっとも健康的だったのですから皮肉なものです。

研究チームがさらに、マウスの耐糖能（血液中のブドウ糖を処理して血糖値を正常に保つ能力）を調べると、大豆油のマウスは糖尿病型を示したのですが、ココナッツオイルと果糖のマウスは正常でした。

大豆油はオメガ6系脂肪酸の含有量が多くなっています。オメガ6系脂肪酸が体内で代謝されてできるアラキドン酸は、炎症を引き起こして肥満や糖尿病を進行させることがわかっています。

脳へのダメージを避けるためには、大豆油を含むサラダ油やマーガリン、ショートニング、植物油脂が使われた加工食品（スナック菓子や市販のドレッシング）をできるだけ避けることをおすすめします。

ボケる食べ物❻

パーム油——ココナッツオイルとは似て非なる油

パーム油はアブラヤシから抽出される油です。その主成分はパルミチン酸が約50%、オレイン酸が約35%、リノール酸が約10%、ステアリン酸が約5%です。

見た目がココナッツオイルに似ているので、混同されることが多いのですが、**ココヤシを圧搾《あっさく》した中鎖脂肪酸を豊富に含むココナッツオイルとは、まったく別物**であることを覚えておきましょう。

パーム油は、**カップラーメンなどのインスタント食品、ポテトチップスなどのスナック菓子、チョコレートやアイスクリームなどに広く使われていますが、植物油脂としか表示されていない**ので、消費者は自分がパーム油をどのくらい摂取しているかをあまり把握できていません。

実のところ、日本のパーム油の輸入量の約90%（約50万トン）が食用で、日本人1人あたりで、年間に約4キログラムのパーム油を消費している計算になります。トランス脂肪酸の代替油として推奨されていることが、消費量の多さに関係しているのかもしれません。

パーム油については、賛否両論の論文が報告されています。

イタリア、ミラノのマリオネグリ薬理学研究所のエレーナ・ファットーレ博士らの研究チームは、パーム油と心臓病に関する51本の論文を包括的に調べ、健康効果を検証しています。

結果は、パーム油は**オリーブオイルやオメガ3系脂肪酸に比べると、中性脂肪やLDL（悪玉）コレステロールの数値を上昇させて、動脈硬化を促して心臓病のリスクを高めます。**

一方で、トランス脂肪酸をパーム油に置き換えた場合には、中性脂肪を下げ、HDL（善玉）コレステロールの数値を上げることがわかりました。

オリーブオイルやEPA・DHAと比べると不健康な油になるけれど、トランス脂肪酸と比べると健康的な油になる、というわけです。

加工食品に多用されているパーム油は口にする機会が多いだけに、あまり摂りすぎないほうがいいと私は考えます。

ボケる食べ物❼

動物性脂質――過剰に摂ると動脈硬化をもたらす

これまで、肉に豊富な飽和脂肪酸は健康に悪い油で、魚や植物に含まれる不飽和脂肪酸は健康的な油とされてきました。

ところが、近年、健康効果が注目されている**ココナッツオイルに含まれる中鎖脂肪酸は、飽和脂肪酸ではありますが、糖尿病や認知症を予防・改善する効果が確認されて、一概に飽和脂肪酸が悪い油と言えなくなってきました。**

心臓病に影響を与える飽和脂肪酸の種類や量を明らかにするため、アメリカ、ハーバード大学公衆衛生学のキ・サン博士らは、アメリカで行われた2つの大規模な縦断研究のデータを分析しています。

ひとつは1984~2012年の看護師健康研究（7万3147人の女性が対象）で、もうひとつは1986~2010年の医療従事者追跡調査（4万263

5人の男性が対象)。これらのデータから、飽和脂肪酸の摂取量と冠動脈疾患との関連性を調べました。

すると、飽和脂肪酸のなかでも、パルミチン酸、ステアリン酸、ミリスチン酸、ラウリン酸の摂取量が多い人は、少ない人に比べて冠動脈疾患の発症リスクが高い結果となりました。さらに、**もっとも悪影響をもたらしているのが、パルミチン酸とステアリン酸であることがわかったのです。**

パルミチン酸はパーム油やショートニング、バターなどの油脂類に多く含まれていて、**ステアリン酸はリブロース、ラード、豚ロースなど動物性脂質**に多く含まれています。

これらをオリーブオイルやEPA・DHAなどに置き換えることが、心臓病の予防に役立つでしょう。

もちろん、ココナッツオイルに置き換えてもかまいません。悪い油を減らし、ヘルシーな油を増やすことがボケ予防に効きます。

超加工食品——不自然な食べ物にはリスクがつきもの

農産物や畜産物、水産物を原材料に、加工処理、調理して製造された食品を総称して加工食品と呼びます。かつては保存期間を長くしたり、食感をよくしたりするために塩、砂糖、油脂などを添加していましたが、最近では、**一般的には調理に使わない香料や乳化剤、人工甘味料などを使用するようになり、それらを使ったものは「超加工食品（ウルトラ加工食品）」などと呼ばれます。**

超加工食品には、袋詰めされてスーパーやコンビニエンスストアで販売されているパンやスナック菓子、デザート、チキンナゲットなどの再構成肉（肉片に結着剤などを加えて加工した肉）、即席めん、即席スープ、シリアルなど、数限りなくあります。

コンビニエンスストアに置かれている食品の多くは、超加工食品と考えていいでしょう。

最近、この超加工食品のリスクが指摘されています。

ブラジル、サンパウロ大学栄養学科のカルロス・アウグスト・モンテイロ博士らの研究チームは、超加工食品の普及と添加糖の摂取量増加との間に関連性を見いだし、アメリカの国民健康栄養調査の、9000人以上の食事データ(2009〜2010年)を用いて、詳細な調査を行いました。

驚いたことに、超加工食品の摂取カロリーは総カロリーの約60%を占め、添加糖にいたっては約90%を超加工食品から摂取していることが明らかになったのです。超加工食品のなかでもっとも摂取量が多かったのが清涼飲料水(総カロリーに占める割合が17・1%)で、フルーツジュース(同13・9%)、ケーキ・クッキー・パイなど(同11・2%)、パン(同7・6%)、デザート類(同7・3%)、スナック菓子(同7・1%)、シリアル(同6・4%)、アイスクリーム類(同5・9%)と続いています。

脳をボケさせず、健康長寿を実現するためには、まずはこれらの超加工食品の摂取量を減らすことを心がけましょう。

ボケる食べ物❾

アメリカ産牛肉――脳に炎症をもたらしがんを招く⁉

糖質を過剰摂取するリスクが認知されるとともに、肉食がもてはやされています。なかでも牛肉のステーキは、牧草牛のブームと相まって人気が高まっています。牧草牛を食べるぶんには、オメガ3系脂肪酸の摂取量が増えるので問題ないのですが、アメリカ産牛肉を選んでいる場合は注意が必要です。

なぜなら、**アメリカ産牛肉**にはいろいろ問題があることが指摘されているからです。もっとも大きなリスクは、**「ホルモン剤」の投与**でしょう。

アメリカはもちろんですが、**日本でも牛の発育をよくするためにホルモン剤を使用しています**。

ホルモン剤には、人や動物の体内に存在する天然型ホルモンと、化学的に合成した合成型ホルモンの2種類があります。天然型ホルモンは、適切に使用すれば大きな影響はないと言われますが、合成型ホルモンには子どもの性成熟を促したり、がんを誘発したりするのではないかという懸念が指摘されています。

合成型ホルモンの継続的な使用が安全かどうかは、エビデンスがありません。体によくないだろうという推測はされているのですが、どういう因果関係があるのかを証明することが難しいからです。

しかし、アメリカ産牛肉のリスクを示す、興味深いデータがあります。

１９８９年にＥＵはホルモン剤を使用した牛肉の輸入を禁止し、それ以降も一切認めていません。「疑わしいものは未然に予防しなければならない」というＥＵの姿勢はすばらしいですね。そして、その結果が数字に表れています。

ホルモン剤が乳がんのリスクとなることはこれまで指摘されていたのですが、ＥＵがホルモン剤を使用した牛肉の輸入を禁止した7年後には、ＥＵ諸国の多くで乳がんによる死亡率が減り、なかには45％近く減った国もあったそうです。

日本ではEUのような規制がありません。アメリカ産牛肉はスーパーの棚に並んでいますし、外食産業で使用されている消費量もかなりの量になるでしょう。

日本でも乳がんが年々増加しています。**リスクが疑われるアメリカ産牛肉はできるだけ避けたほうが安心**です。

ボケる食べ物⑩

ハム・ソーセージ・ベーコン——食べ過ぎている人は要注意

超加工食品でよく食べられているものが加工肉のハム、ソーセージ、ベーコンなどです。これらは**添加糖のリスクのほか、動物性脂質も豊富で、糖尿病や動脈硬化の心配**があります。

何より、こうした**加工肉の過剰摂取は大腸がんのリスクを高める**ことが明らかになっていますし、最近では乳がんとの関連も指摘されています。

アメリカ、ハーバード大学のマリヤム・ファリヴィド博士らの研究チームは、赤肉（牛・豚・羊などの肉）、加工肉と乳がんとの関連について、すでに発表されている17の論文を分析しました。すると、赤肉の摂取量がもっとも多いグループはもっとも少ないグループよりも乳がんの発症リスクが6％高く、加工肉についてはもっとも多いグループが9％も高くなっていました。赤肉は生育環境で質が変わりますが、**加工肉については摂取量を控えたほうが安心**です。

コラム11

口腔ケアが認知症予防&感染症予防に役立つ

歯周病をもたらすジンジバリス菌は、約２割の成人の口の中にいると言われます。同じ鍋をつつくことや、キスなどで他者から伝わり、定着することがわかっていて、歯周病の人の約８割にジンジバリス菌がいるとされています。

実はこのジンジバリス菌は、細胞に侵入する力が強く、歯ぐきの血管に入り込んで全身に悪さをすることが明らかになりました。

特に動脈硬化との関連が指摘されていて、血管の組織からジンジバリス菌が発見されたという報告がいくつもあります。また、脳は歯と近い位置にあるため、ジンジバリス菌が侵入しやすく、ジンジバリス菌が侵入すると、アルツハイマー病のリスクが高まることがわかってきたのです。

歯周病は慢性炎症の代表ですから、これを放置していると免疫力の低下を招き、感染症のリスクも高まります。ふだんから歯ブラシと歯間ブラシを使って、ていねいに歯磨きをしましょう。

ボケる食べ物⑪

ファストフード——油と塩のダブルパンチ

ハンバーガー、ドーナツなどアメリカ式のファストフードが日本に普及し始めたのは1970年代です。調理に時間がかからず、注文してからすぐに食べられる便利さと目新しさが受け、ファストフードは急速に展開します。

いまでは、**ファミリーレストラン、牛丼、ラーメン、カレーライス、回転寿司など日本独自のファストフードが登場し、外食産業として定着しました。**

その一方で、2003年にはWHOが**ファストフードと肥満の関連性**を指摘しており、2007年には世界がん研究基金が**がん予防の観点からファストフードを控えるべき**という方針を打ち出しています。

健康的でない食事として注意喚起され始めているのです。

そんななか、アメリカ、ボストン大学のメーガン・マッククロリー博士らの研究チームは、アメリカ国内10カ所のファストフードレストランを中心に、1986年、1991年、2016年の3回にわたり、メニューの種類、料理の量、カロリー、塩分、カルシウム、鉄などの栄養価を調査したのです。

この30年の間に、メニューの種類は平均226%増加し、料理の量は10年ごとにジリジリと増えています。栄養価では、メインの料理で塩分が顕著に増加し、デザートのカロリーが増加していました。

カロリーの増加は肥満を招きますし、塩分の増加は高血圧のリスクを高めます。ファストフードは健康維持の妨げになる危険性が非常に高い食べ物です。

ボケないためには、やはり、自然の食材を用いて伝統的な調理法でつくった昔ながらの和食が理想だと改めて思います。

フライドポテト・唐揚げ

――酸化した油は脳にも血管にもハイリスク

食の欧米化で増えたのが、肉や魚介類、野菜などに卵と小麦粉、パン粉をつけて、食用油で揚げる揚げ物です。豚肉、鶏肉、牛肉を揚げたカツや唐揚げは、いまや昼食や夕食の定番メニューです。ファストフードではフライドポテトがハンバーガーのお供でセットになっています。

実は、**この揚げ物もトランス脂肪酸やAGEs**（**終末糖化産物**）**など、体に悪影響を与える副産物が発生する危険な食べ物**です。トランス脂肪酸については前述していますが、**AGEsはタンパク質と糖質が加熱されたときに結合してできる物質で、老化を促す原因物質**として知られています。

世界的に見ると、パキスタン、インド、バングラデシュ、スリランカなどの南アジア諸国では揚げ物が伝統的な調理法で、中国では炒める、煮る、蒸すといった調理法を主にしています。

イギリス、エジンバラ大学のラジ・ボパル博士らの研究チームは、**揚げ物を好んで食べる国の心臓病の死亡率が高い**ことに注目し、揚げ物と心臓病との関連について調べました。

油を150度以上に加熱したときには、トランス脂肪酸やAGEsが発生します。研究チームは、南アジアでは揚げ物に使う食用油を再利用することが多いことに着目しました。南アジアの揚げ物料理を調査した結果、トランス脂肪酸が多量に含まれていたのです。AGEsも検出されました。

ちなみに、中国の炒め物からはトランス脂肪酸はほとんど検出されませんでした。**AGEsは炒めたときよりも揚げたときのほうが多く発生する**ことがわかっています。

パリパリ、サクサクした食感や油のうま味でおいしさは抜群の揚げ物ですが、ボケ予防のためには食べる回数を控えることをおすすめします。

ボケる食べ物⑬

ラーメンライス――糖質&危険な油&塩分のトリプルダメージ

ラーメンだけでも「小麦+糖質+オメガ6系脂肪酸+塩分」とかなり不健康な食事と言えますが、これにチャーハンやごはんがセットになった「ラーメンライス」は寿命を縮める危険なメニューと言っても過言ではありません。

それなのに、ラーメン店にはほぼこうしたセットメニューがあり、さらに、サラリーマンに人気です。ランチで食べている人もいるのではないでしょうか。

数年前から**糖質の過剰摂取による弊害**を啓蒙してきたので、健康意識の高い人はこのようなメニューを頼むことはないでしょうが、いまだにこれらのメニューがあるのはオーダーする人がいるからでしょう。

白いごはんもめん(小麦)も依存性があるので、常食している人はなかなかやめられないのはわかります。でも、**炭水化物同士の組み合わせは、脳を老けさせる最強タッグ**です。まずはセットメニューをやめることから始めましょう。

コラム12

歯の治療はここに注意 認知症のリスクになることも!?

認知症の要因として「治療済みの歯」が指摘されていることはあまり知られていません。

認知症のリスクがもっとも高い有害物質とされる水銀は、日本をはじめ世界で、それほど遠くない過去に歯の治療に使われていたのです。

水銀とほかの金属との合金である「アマルガム」は、水銀の危険性が指摘され、30年ほど前から徐々に使用されなくなり、現在ではほとんど使われていません。ただ、高齢者のなかには、過去に受けた治療済みの歯が悪影響を及ぼしているケースが、少なからずあります。

歯に詰められたアマルガムからは、1日平均1～10μgの水銀が放出されていると言われ、除去したほうがいいのですが、なんの対策もせず治療すると削ったアマルガムを飲み込んでしまうのでとても危険です。ラバーダムと呼ばれる、削った歯がのどに落ちないようなカバーをして治療してくれる歯科医を探しましょう。

ボケる食べ物⑭

バーガー・ポテト・コーラ——脳をボケさせる凶悪セット！

ラーメンライスと同様、危険なファストフードが「ハンバーガー・フライドポテト・コーラ」のセットです。ワンコインあればおなかがいっぱいになるファストフードなので、つい利用している人もいることでしょう。

私はこの組み合わせを「凶悪セット」と呼んでいます。おそらく、食べている皆さんも、薄々はその弊害を認識しているのではないでしょうか。わかっているけど、つい手が出てしまう……。本当に凶悪なセットです。

凶悪セットの何が悪いのでしょうか。

一般的なハンバーガーには、穀物を食べて育った牛肉が使用されています。もしかしたらアメリカ産牛肉かもしれません。**炎症を促すオメガ6系脂肪酸がたっぷりですし、ホルモン剤の心配**もあります。

さらに、ハンバーガーを挟むバンズはグルテン豊富な小麦が原材料です。それに果糖ブドウ糖液糖入りのケチャップが塗られているのですから、脳に多大なダメージを与えることは容易に想像できます。

そこに、**トランス脂肪酸とAGEsがたっぷりのフライドポテト、糖質過多のコーラが加わるのですから、まさしく「凶悪セット」**です。

ハンバーガーをほおばっているサラリーマンを見ると、今後の糖尿病や認知症の増加が心配でなりません。

毎日食べるランチはあなたの脳や体をつくるための、栄養素を補給する、いわば「食べるサプリメント」のようなものです。安さや便利さで選ぶのではなく、栄養バランスを考えましょう。

おすすめは、サラダや根菜の煮物、酢の物、お浸しなど野菜のおかずに、焼き魚やしょうが焼きなどタンパク質豊富なメインのおかずがついている和定食です。ゆで卵や温泉卵、冷や奴などもおすすめのおかずです。

ボケる食べ物⑮

ドーナツ・デニッシュパン

――やめられない、止まらない危険な食べ物

甘いドーナツやデニッシュパンのような菓子パンもなかなかやめられない、危険な食べ物の代表です。これらが大好きで常食している人に、美肌の人はいません。**砂糖やバターは肌荒れに直結しますし、マーガリンはトランス脂肪酸たっぷりなので血管が老けてしまいます。**

女性の場合、見た目年齢が体内の老化度合いと相関関係にあるという報告があります。肌が荒れているということは、血液中の糖や脂肪が増えて、体の中がよくない状態に陥っているということでしょう。

内側も外側も若々しくいたいのであれば、ドーナツやデニッシュパンのような甘くて小麦を使った食べ物は「きっぱりやめる」くらいの覚悟を持ちたいものです。甘い物を食べたときのいっときの幸福感をとるか、将来の脳の老化予防のためにそれらを避けるのか、選ぶのであれば後者をおすすめします。

コラム13

インターネットを活用して楽しみを見つけよう

新型コロナウイルス感染症（COVID-19）の感染拡大予防のために、「STAY HOME」「家で過ごそう」が合い言葉になりました。自宅で過ごしていると、どうしても脳への刺激は少なくなってしまいます。

刺激が少ないままだと脳はボケてしまいます。そんなときに、ぜひ活用したいのがインターネットです。インターネットは情報の宝庫。調べ物をするにも便利ですし、コミュニケーションツールとしても活用できます。ブログやFacebook、LINE、TwitterなどのＳＮＳを利用すれば、「文章を書く」ことと、これらを見ている人との交流（コミュニケーション）という脳トレになります。

ＳＮＳについては両刃《もろは》の剣となるリスクがあります。「ＳＮＳ疲れ」という言葉がありますが、ストレスになってしまうと、脳トレどころか脳へのダメージになります。疲れたときにはお休みしたり、公開範囲を限定するなどしましょう。

ボケる食べ物⑯

甘いコーヒー――気分転換のドリンクにもリスクあり

甘いコーヒーだけでなく、甘いドリンクはほとんどが脳を老けさせます。

特に**甘味料として使われている果糖ブドウ糖液糖は、アルツハイマー病との関連が示唆されている**ので、要注意です。

はちみつや果物に含まれる果糖（フルクトース）は、血糖値を上げにくいので摂ってもいい糖質と評価されていたこともありますが、いまは過剰に摂ると中性脂肪を上昇させて心臓病のリスク要因になると警鐘が鳴らされています。

はちみつや果物に含まれる自然な果糖ならまだいいのですが、**問題は加工食品で使われている果糖ブドウ糖液糖**です。

果糖ブドウ糖液糖は、コーンスターチからつくられる安価な甘味料で異性化糖のひとつ。スポーツドリンク、コーヒー、ソーダ、フルーツジュース、ゼリー、アイスクリーム、ノンアルコールビールなど幅広い商品に使われています。

アメリカ、カリフォルニア大学ロサンゼルス校のフェルナンド・ゴメスピニーリャ博士らの研究チームは、ラットを使った実験で、果糖が脳の神経細胞に作用している可能性を検討しています。

研究チームはアルツハイマー病と関わりが大きい海馬と視床下部に注目し、ヒトに換算すると1日1リットルに相当する量の果糖液を、6週間ラットに摂取させて認知機能をテストしました。

すると、**果糖液を摂取したラットは記憶力が低下**して、迷路を解くのに通常の2倍以上の時間を必要としたのです。しかも、視床下部で700以上、海馬で200以上の遺伝子が異常な発現パターンを示し、そのなかには炎症の調整に関わる遺伝子が多数あることがわかりました。

同時に、果糖液とオメガ3系脂肪酸（DHA）の両方を摂取したラットは、記憶力の低下や遺伝子の異常な発現がありませんでした。

脳のためには、果糖を減らしてDHAを積極的に摂ることをおすすめします。

ボケる食べ物⑰

人工甘味料

――糖質ゼロ食品に潜むリスク

脳や体を老けさせないためには、糖質を控えたほうがいいことがわかり、最近は**「糖質オフ」や「糖質ゼロ」**を謳《うた》った飲料やお菓子が人気です。

味わいは従来通りなのに、カロリーがゼロだから太らない、血糖値の心配がない点がウリですが、**大きな落とし穴**があることはあまり知られていません。

イギリス、ケンブリッジ大学の今村文昭《いまむらふみあき》博士らの研究チームは、これまでに報告された果糖飲料、人工甘味料入り飲料、フルーツジュースの摂取と、2型糖尿病の発症に関連する17件の研究報告（合計3万8253人を平均3・4～21年追跡）を解析しています。

その結果は、果糖飲料を定期的に飲んでいた人の2型糖尿病のリスクは、飲まない人に比べて飲料1本あたり13％増加し（肥満因子を考慮後の解析）、人工甘味料入りの場合も8％増加、フルーツジュースも5％増加していたのです。

果糖飲料に比べると低くはありますが、飲まない人に比べて2型糖尿病の発症リスクが増加していることは見逃せません。

また、最近の研究では、**人工甘味料を使って糖質がゼロだったとしても、脳が甘いと感じるとインスリンが分泌される**ことが明らかになり、**血糖値が上がらなくても糖尿病のリスクにつながる**ことが報告されています。

糖尿病や肥満が気になる人、将来ボケたくない人は、**市販されている甘い飲み物は思い切ってやめましょう。**市販品はどんな甘味料が使われているかわかりませんし、添加物も心配です。

そもそも、日本人は甘い飲み物を飲む習慣はありませんでした。日本茶や麦茶など甘くないお茶を飲んでいたのですから、その食習慣に戻れば、2型糖尿病の予防はもちろん、脳のボケ予防になります。

食品添加物（二酸化チタン）――知らずしらずのうちに口にしている……

先ほど食品添加物のリスクについて紹介しましたが、私がもっとも懸念しているのが**「二酸化チタン」**の安全性です。

二酸化チタンは自動車の塗装、塗料、プラスチック、印刷インキ、歯磨き粉、日焼け止めクリーム、美肌化粧品と幅広い商品に使用されています。

食品添加物にも使われていて、白色着色剤（白色を強調するための着色剤）として、チューインガム、チーズ、ヨーグルト、マヨネーズ、チョコレート、マシュマロ、脱脂粉乳、加工食品などに利用されています。白い食品に使われていますが、ほかの色を塗る前の下地に使われていることもあるので、白くないからといって二酸化チタンが使われていないかどうかはわかりません。

原材料には「着色料」と書かれることが多いので、二酸化チタンが食品添加物として使われていることを知らない人も少なくありません。

実は、二酸化チタンは国際がん研究機関（IARC）がグループ2B（ヒトに対する発がん性が疑われる）に分類しており、フランス政府は安全性を危惧《きぐ》して2020年1月から、二酸化チタンを含む食品の流通を禁止しました。

実際、中国、広州市の南方医科大学のビン・ソン博士は、食品添加物に使用されている二酸化チタンはナノ粒子という非常に小さな分子なので、血液脳関門（脳に必要な栄養素だけを選択して供給する関所のようなもの）を通過して、脳で神経毒性を示す危険性を指摘しています。

二酸化チタンを投与したマウスの実験に関する13本の研究論文を解析したところ、経口投与、静脈注射、鼻腔内投与のいずれの方法でも、**脳に到達して神経細胞に酸化ストレスや神経毒性を与え、空間記憶や学習などの認知機能の障害**が報告されています。

日本は世界のなかでも食品添加物の種類が多く、安全性についてもEUほど厳しくチェックされていません。自分の身を守るためにも、加工食品を食べる量や回数をできるだけ減らすことを強くすすめます。

ボケる食べ物⑲

まぐろ――脳にいいけれど食べ過ぎには注意

寿司ネタのなかでも人気のまぐろですが、近年は海の汚染の影響で「食べるリスク」が指摘されるようになりました。海の汚染物質としてもっとも懸念されているのが水銀などの重金属です。最近の研究で、**海産物に蓄積した鉛や水銀などの重金属が、アルツハイマー病のリスクとなる**ことがわかっています。

水中に溶け出した水銀をプランクトンが吸収し、それを小魚が食べ、小魚をまぐろなど大型の魚が食べていきます。小さな生物が大きな生物に食べられていくことを「食物連鎖」と呼びますが、重金属による汚染は食物連鎖の上位にいるほど汚染の濃度が高まり、量が多くなります。

厚生労働省は、水銀のリスクを避けるため、**まぐろやかじき、金目鯛など、水銀の含有量が多い体の大きい魚や底魚は、週2回以内**（週に100～200グラム以下）にすることをすすめています。

コラム14

ワクワクする気持ちをいつまでも忘れない

認知症予防にもっとも効果があるのは、知的好奇心だという研究者もいます。アメリカで行われた調査では、「あれを知りたい」「これはどうなっているんだろう」という好奇心を持って物事に取り組むと、ドーパミンが分泌されて記憶力が高まるという結果が報告されています。

好奇心はワクワクした気持ちがつきものです。新しいことを楽しめなくなったときは、脳が老化し始めているサイン。無理をしていないか、疲れていないか、ストレスがたまっていないかなど、いまの生活を振り返ってみましょう。

好奇心を復活させるには、自分の好きなことや興味のあることにチャレンジしてみましょう。昔やってみたかったことでもいいですし、いま興味のあることでもなんでもかまいません。大事なのは何かを「やってみたい」と思う気持ちです。

ボーッと生きていると脳はますますボケてしまいます。楽しめることを見つけましょう。

ひじき——ヘルシー食材のはずが有害物質のリスクあり

有害物質としてもうひとつ覚えておきたいのがヒ素です。**ヒ素が脳に入るとアミロイドβの形成を促す**ことがわかっています。また、ヒ素は**脳の炎症を引き起こす**ことから、避けたほうがいい有害物質として挙げられます。発がんリスクも指摘されています。

そして、実は、健康食品としてよく知られる**ひじきには、このヒ素が多く含まれています**。イギリスではそのリスクを考慮して、食品規格庁が摂取について注意喚起したというニュースが話題になりました。

日本では、これまでにひじきを食べてヒ素中毒を起こすなど、健康に悪影響が生じたことがないので、特に規制されていません。ひじきには食物繊維やフコイダンなど健康効果をもたらす栄養素が含まれていますが、ヒ素のリスクがあることは事実なので、**毎日のように食べるのは避けたほうが無難**です。

コラム15

いちばん大事なのは
毎日をごきげんで過ごすこと

ボケ予防のためにできることはたくさんあります。本書でも100のボケ予防策を紹介していますが、これをすべて実践する必要はありません。

脳を若返らせるためのことも、イヤイヤやっているとそれがストレスになり、かえって脳へのダメージになるからです。

食事に関しては、脳の栄養状態に直結するので、できるだけボケない食べ物や食べ方を意識していただきたいというのが正直なところです。

とはいえ、それがストレスになってしまっては本末転倒です。ときにはハメをはずして、好きなものを楽しんで食べる機会を持ちましょう。

食べることは、喜びや幸せ、楽しみを感じる時間でもあります。家族や親しい友人と好きなものを食べるのは至福のひととき。そんなときには、こまかいことは気にせず、おいしものを楽しんで食べる、そんな時間もとりましょう。

しかし、不摂生が毎日続くのも問題です。ときどき楽しむのがポイントです。

著者紹介
白澤卓二（しらさわ　たくじ）
医学博士。白澤抗加齢医学研究所所長。お茶の水健康長寿クリニック院長。
1958年神奈川県生まれ。82年千葉大学医学部卒業後、東京都老人総合研究所老化ゲノムバイオマーカー研究チームリーダーなどを経て、2007年より15年まで順天堂大学大学院医学研究科・加齢制御医学講座教授。寿命制御遺伝子やアルツハイマー病などの研究が専門。テレビの健康番組や雑誌、書籍などでのわかりやすい健康解説が人気。
著書・監修書に『体が生まれ変わる「ケトン体」食事法』（三笠書房）、『アルツハイマー病 真実と終焉』（ソシム）、『Dr. 白澤の頭は１日でよくなる ケトン食でできる子に』『Dr. 白澤のアルツハイマー革命 ボケた脳がよみがえる』（以上、主婦の友社）など多数。

本書は、書き下ろし作品です。

認知症にならない!
PHP文庫　ボケる食 ボケない食
脳を一気に若返らせる100のコツ

2020年9月15日　第1版第1刷

著　者　白　澤　卓　二
発行者　後　藤　淳　一
発行所　株式会社PHP研究所
東京本部　〒135-8137　江東区豊洲5-6-52
PHP文庫出版部　☎03-3520-9617(編集)
普及部　☎03-3520-9630(販売)
京都本部　〒601-8411　京都市南区西九条北ノ内町11

PHP INTERFACE　https://www.php.co.jp/

制作協力
組　版　株式会社PHPエディターズ・グループ

印刷所　株　式　会　社　光　邦
製本所　東京美術紙工協業組合

ISBN978-4-569-90025-4

PHP文庫

病気にならない「白湯」健康法

1日3杯飲むだけで、免疫力が一気に高まる！

蓮村 誠 著

白湯は免疫力を上げ、病気を改善&予防する魔法の飲み物だった！ アーユルヴェーダ医療の第一人者が、症状別の飲み方を丁寧に解説。